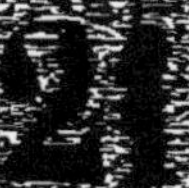

UNIVERSITÉ DE PARIS — FACULTÉ DE MÉDECINE

Année 1912   **THÈSE**   N° **21**

POUR

le Doctorat en Médecine

PAR

René-Félix ALLENDY

Ancien externe des Hôpitaux de Paris
Né à Paris, le 19 Février 1889

L'Alchimie et la Médecine

ÉTUDE SUR LES THÉORIES HERMÉTIQUES
DANS L'HISTOIRE DE LA MÉDECINE

Président : M. H. ROGER, professeur

Candidat devra répondre aux questions qui lui seront faites
sur les diverses parties de l'enseignement médical

PARIS

BIBLIOTHÈQUE CHACORNAC
11, Quai St-Michel, 11

1912

THÈSE

POUR

LE DOCTORAT EN MÉDECINE

Année 1912   **THÈSE**   N° **21**

POUR

le Doctorat en Médecine

PAR

René-Félix ALLENDY

Ancien externe des Hôpitaux de Paris,
né à Paris, le 19 février 1889.

L'Alchimie et la Médecine

ETUDE SUR LES THÉORIES HERMÉTIQUES
DANS L'HISTOIRE DE LA MÉDECINE

Président : M. H. ROGER, professeur

Le Candidat devra répondre aux questions qui lui seront faites
sur les diverses parties de l'enseignement médical.

PARIS

BIBLIOTHÈQUE CHACORNAC
11, Quai St-Michel, 11

1912

FACULTÉ DE MÉDECINE DE PARIS

LE DOYEN, M. LANDOUZY

PROFESSEURS

MM.

Anatomie	NICOLAS
Physiologie	Ch. RICHET
Physique médicale	WEISS
Chimie organique et Chimie générale	GAUTIER
Parasitologie et Histoire naturelle médicale	BLANCHARD
Pathologie et Thérapeutique générales	ACHARD
Pathologie médicale	WIDAL — TESSIER
Pathologie chirurgicale	X.
Anatomie pathologique	Pierre MARIE
Histologie	PRENANT
Opérations et appareils	HARTMANN
Parmacologie et matière médicale	POUCHET
Thérapeutique	MARFAN
Hygiène	CHANTEMESSE
Médecine légale	THOINOT
Histoire de la médecine et de la chirurgie	LETULLE
Pathologie expérimentale et comparée	ROGER
Clinique médicale	DEBOVE — LANDOUZY — GILBERT — CHAUFFARD
Maladies des enfants	HUTINEL
Clinique des maladies mentales et des maladies de l'encéphale	Gilbert BALLET
Clinique des maladies cutanées et syphilitiques	GAUCHER
Clinique des maladies du système nerveux	DEJERINE
Clinique chirurgicale	DELBET — QUENU — RECLUS — SEGOND
Clinique ophtalmologique	DE LAPERSONNE
Clinique des maladies des voies urinaires	N.
Clinique d'accouchements	BAR — PINARD — RIBEMONT-DESSAIGNE
Clinique gynécologique	POZZI
Clinique chirurgicale infantile	KIRMISSON
Clinique thérapeutique	Albert ROBIN

AGRÉGÉS EN EXERCICE

MM.

BALTHAZARD	DESGREZ	LENORMANT	PROUST
BERNARD	DUVAL (P.)	LEQUEUX	RATHERY
BRANCA	GOUGEROT	LERI	RETTERER
BRINDEAU	GREGOIRE	LOEPER	RICHAUD
BROCA (A.)	GUENIOT	MACAIGNE	ROUSSY
BRUMPT	GUILLAIN	MAILLARD	ROUVIÈRE
CAMUS	JEANNIN	MORESTIN	SCHWARTZ
CARNOT	JOUSSET (A.)	MULON	SICARD
CASTAIGNE	LABBÉ (M.)	NICLOUX	TERRIEN
CHEVASSU	LANGLOIS	NOBECOURT	TIFFENEAU
CLAUDE	LAIGNEL-LAVASTINE	OKINGZYC	ZIMMERN
COUVELAIRE	LECENE	OMBREDANNE	

A MES PARENTS

A MON PRÉSIDENT DE THÈSE

MONSIEUR LE PROFESSEUR ROGER

*Professeur de Pathologie expérimentale et comparée
à la Faculté de Médecine de Paris*

Médecin des Hôpitaux

Chevalier de la Légion d'Honneur.

A MES MAITRES DANS LES HOPITAUX

M. LE PROFESSEUR WALTHER
Professeur agrégé à la Faculté de Médecine de Paris
Chirurgien de la Pitié
Officier de la Légion d'Honneur

M. LE DOCTEUR REYNIER
Membre de l'Académie de Médecine
Professeur agrégé à la Faculté de Médecine
Chirurgien de l'hôpital Lariboisière

M. LE DOCTEUR RIEFFEL
Professeur agrégé à la Faculté de Médecine
Chirurgien de l'hôpital St-Louis
Chevalier de la Légion d'Honneur

M. LE DOCTEUR LOEPER
Professeur agrégé à la Faculté de Médecine
Médecin de l'hôpital Boucicaut

M. LE DOCTEUR PICQUÉ
Chirurgien de l'hôpital Lariboisière
Chevalier de la Légion d'honneur

M. LE DOCTEUR BRAULT
Membre de l'Académie de Médecine
Médecin de l'hôpital Lariboisière

M. LE DOCTEUR QUEYRAT
Médecin de l'hôpital Cochin

M. LE DOCTEUR MORAX
Ophtalmologiste de l'hôpital Lariboisière

M. LE DOCTEUR GANDY
Médecin des hôpitaux

M. LE DOCTEUR DEMELIN
Accoucheur de l'Hôpital Saint-Louis

M. LE DOCTEUR GRÉGOIRE
Professeur agrégé de la Faculté de Médecine
Chirurgien des Hôpitaux

AVANT-PROPOS

A l'origine des civilisations, la Science et la Philosophie se confondent ; elles s'harmonisent en un système complet et s'expriment symboliquement par les dogmes religieux. Alors les savants ne sont pas spécialisés dans telle ou telle branche, mais leurs connaissances sont générales et communes : aussi le caractère primordial du savoir primitif est l'esprit de synthèse. N'étant gênés par aucune idée préconçue, par aucun système préexistant, les hommes de ces civilisations jeunes peuvent, mieux que leurs successeurs, émettre des idées d'ensemble, des théories générales, qui, bien souvent se vérifieront de plus en plus dans la suite. Ces idées, nées spontanément d'une observation fort restreinte, sont comme des lumières qui, brillant dans les ténèbres, éclairent dans toutes les directions autour d'elles. Les hommes qui viendront après s'engageront chacun dans leur voie et iront explorer de plus en plus loin les mystères de la nature, mais ils seront d'autant plus séparés les uns des autres qu'ils avanceront chacun davantage et s'éloigneront de leur point de départ commun. Leur science deviendra spéciale, analytique, particulière, mais les idées d'ensemble sur ce monde qu'ils fouillent

par fragments s'effacent de plus en plus, minées qu'elles
sont par les systèmes particuliers. Alors, ayant perdu leurs
notions générales, ils seront de plus en plus exposés à errer,
à se perdre, à revenir sur leurs pas.

Or, il n'est peut-être pas de science qui ait autant eu à
souffrir de ce manque de synthèse entre les diverses branches des connaissances diverses, que la Médecine — et cela,
parce qu'elle est peut-être la plus complexe de toutes les
sciences *appliquées*. En effet, une science appliquée est
un essai de synthèse des autres ; aucun de ses éléments ne
lui appartient en propre, et c'est pourquoi chaque découverte, chaque hypothèse nouvelle dans les sciences naturelles, est venue apporter à la Médecine un progrès ou au
contraire, ruiner ses systèmes et ses théories.

Au moment où la découverte récente du Radium, qui
est une véritable pierre philosophale par ses curieux effets,
est venue ébranler le dogme de la spécificité des corps
simples — alors que quelques biologistes cherchent scientifiquement à créer de toutes pièces la cellule vivante — et
que la thérapeutique avec l'opothérapie, les sérums et les
métaux colloïdaux, est venue remettre en honneur de
vieilles recettes oubliées, il nous a paru intéressant de jeter
un coup d'œil en arrière.

Si la Médecine emprunte ses éléments à toutes les sciences
naturelles, c'est, semble-t-il, à la Chimie qu'elle doit le
plus. Cette dernière, en préparant les remèdes, est l'adju-
vant indispensable de toute thérapeutique médicale. Mais,
en outre, elle nous explique l'étiologie de certaines maladies

(intoxications) et même certaines lésions anatomo-patho-
logiques de l'organisme. Elle apporte aujourd'hui un appoint
considérable au diagnostic et elle est à la base d'une grande
partie de l'hygiène. Au point de vue physiologique, elle
rend compte des phénomènes de la digestion, de la respiration, de l'absorption même et L. Figuier a pu écrire un
mémoire très complet sur l'importance de la chimie dans
les Sciences médicales (*Thèse d'agrégation. Paris*, 1853).
De là vient qu'un nombre immense des médecins qui ont
laissé une trace dans l'histoire de la médecine, furent en
même temps des chimistes.

Au début des civilisations, la chimie n'intervient que
dans la préparation des remèdes. Cette opération peut
même prendre un caractère religieux et s'accompagner de
prières et d'incantations de toute sorte. Ce n'est que beaucoup plus tard que les notions chimiques influencent la
thérapeutique théorique : c'est par exemple la médecine
de Paracelse qui s'applique à obtenir des extraits et des
principes actifs. — Enfin, c'est seulement au cours d'une
civilisation avancée comme la nôtre que la chimie peut
analyser soigneusement les produits, donner une idée
exacte de leur composition, et, par l'examen des produits
d'excrétion, aider au diagnostic.

Or, ce n'est guère qu'au XVIIe siècle que la chimie pro-
prement dite se détacha de l'Alchimie. Si l'on songe à
l'importance énorme qu'eurent les idées des alchimistes
au Moyen Age, en Europe, et auparavant, chez les Arabes,
si l'on considère que les médecins, en raison de leurs con-

naissances plus étendues, se sentaient tout particulièrement attirés par l'Alchimie, on voit qu'il y a là un champ d'étude extrêmement vaste sur les rapports de la Médecine et de l'Alchimie. C'est pourquoi, au XVIe siècle, le Docteur Joachim Tanke proposa de créer, dans toutes les Universités, une chaire d'alchimie. L'Alchimie est, en effet, comme nous le montrerons, beaucoup plus qu'une chimie naissante. Elle est la science d'adaptation d'une philosophie entière : la philosophie *Hermétique*, tradition des antiquités les plus reculées, élaborée dans les sanctuaires initiatiques des temples. — L'origine de ces doctrines se confond avec celle de toutes les religions dans lesquelles les mêmes principes généraux, les mêmes symboles se retrouvent, comme nous le verrons par la suite.

L'Hermétisme est donc, avant tout, cette science d'avant-garde, cette science-synthèse aux vues fécondes d'ensemble et ses théories qui, depuis le début des temps historiques, n'ont pas cessé d'avoir des adeptes, devaient bien avoir leur retentissement en Médecine.

Mais nous verrons en outre, en l'étudiant, que l'alchimie n'est pas seulement la recherche de l'or artificiel. Elle est variée et complexe et toute ses branches s'unissent logiquement en ce sens, qu'en définitive, elle est la *Science de la vie.*

Les astrologues disaient que c'est la même planète Mars et le même signe du Scorpion qui influencent les alchimistes et les guérisseurs, mais il suffit de consulter l'histoire pour voir, pendant des siècles, rayonner autour des mêmes grands noms, le double prestige de médecin et d'alchimiste.

*
* *

Il convient, au début de cette étude, d'en préciser les termes. Or, s'il est aisé de définir la Médecine : " la Science ou l'art de guérir les maladies " il est impossible de donner de l'alchimie une idée exacte sans en exposer les théories, les applications et les symboles.

PREMIÈRE PARTIE

L'ALCHIMIE

Son objet. — Ses théories. — Ses symboles

L'Alchimie présente un triple caractère ; elle poursuit un but chimique, avec la Pierre philosophale ; physiologique avec la Palingénésie et l'Homunculus, et thérapeutique, avec la Panacée Universelle. Elle est basée tout entière sur un système philosophique : l'Hermétisme, dont elle est l'application pratique aux choses de la nature. Elle cherche à transformer la forme extérieure des corps, à transporter, à reproduire la vie. Elle est donc la Science des transmutations, et elle veut être une sorte de Physiologie intégrale des trois règnes.

Notre chimie n'est donc qu'une petite branche de la Science hermétique qui s'est spécifiée et qui s'est séparée du tronc : c'est, pour mieux représenter cette comparaison, une bouture de l'alchimie.

Si l'on ignore généralement, aujourd'hui, le véritable caractère de l'alchimie, cela tient, selon nous, à une question de mots :

D'après le dictionnaire général de Hertzfeld, Darmsteter et Thomas, le mot " *Alchimie* " est attesté en français, dès le XIIIe siècle, tandis que " *Chimie* " n'apparaît qu'au XVIIe. Si nous faisons abstraction de l'article arabe "*al*", article qui s'est conservé dans beaucoup d'emprunts (*Alcoran, Alkermès, etc.*), nous avons une racine qui existe d'ailleurs dans toutes les langues occidentales (*Kösting, Lateinisch Romanisch Worterbuch*) et qui a une origine grecque puisqu'on la retrouve chez le lexicographe Suidès, sous la forme χημεία. L'étymologie de ce mot est d'ailleurs fort obscure. M. Meillet, professeur au Collège de France a bien voulu m'écrire son avis à ce sujet : « Supposant l'orthographe χημεία inexacte, dit-il, on a pensé à χυμεία de χέω, je verse (Cf. χυμός, le chyme), mais on ignore, en somme, quelle est l'origine de ce mot qui apparaît à l'époque impériale sans qu'on sache d'où il sort. » Ajoutons cependant qu'on en a rapproché la racine hébraïque " *Khams* " (idée de chaleur), identique d'ailleurs à la racine sanscrite " *Kam* " et au grec " κάμνω ". Nous verrons dans la suite qu'on a été plus loin encore et qu'on a voulu y voir un reste du nom de " Cham " fils de Noé qui se spécialisa dans les arts du feu et dont l'Egypte devint le pays (terre de Cham). — Quoi qu'il en soit, nous voyons le mot grec χημεία nous revenir par l'intermédiaire des Arabes, sous la forme " *Alchimie* ", et ce n'est qu'au XVIIe siècle qu'apparaît la " Chymie " qui, à son origine, est absolument synonyme d' " Alchimie ". Puis, avec le temps, une distinction s'est faite : Les chimistes, au sens actuel du mot, pour se distinguer des hermétistes dont ils s'étaient séparés, ont laissé exclusivement à ces derniers le nom d'alchimistes et c'est surtout à l'époque de Lavoisier que cette distinction a été définitivement consacrée — et, quoiqu'artificielle, elle a prévalu. D'autre part, la ressemblance des deux termes incline tout naturellement à faire croire que l'alchimie — aujourd'hui oubliée — n'était qu'une sorte de chimie. D'où le point de vue étroit et inexact de la seule transmutation métallique sous lequel on la considère.

Les Théories

En formulant le principe de la résistance opposée à la force, la physique moderne a consacré la notion fondamentale et très générale de la dualité. Toute chose, en effet, se présente sous un aspect double : les êtres organisés sont mâles ou femelles ; chaque force est positive ou négative : ainsi la force mécanique est positive quand elle travaille, négative quand elle résiste. La chaleur est positive dans le chaud, négative dans le froid. La lumière est positive dans la clarté, négative dans l'obscurité ; le jour s'oppose à la nuit. L'électricité est de même positive ou négative. Un composé chimique est acide ou alcalin. Enfin, les qualités abstraites opposent également leurs deux aspects : on est bon ou méchant, grand ou petit... etc. — La notion de dualité est donc celle qui s'impose le plus immédiatement à l'esprit. Mais en observant de plus près, on remarque qu'entre les deux aspects opposés, il y a toujours un terme intermédiaire qui résulte de l'équilibre de leur antagonisme. Entre le mâle et la femelle, il y a l'embryon qui est asexué. Entre le père et la mère, il y a l'enfant. La force combinée à la résistance produit le travail. La chaleur et le froid ont un intermédiaire tempéré. Entre la lumière et l'ombre il y a la pénombre, le crépuscule. Le courant électrique qui va du positif au négatif tend à l'état neutre. L'acide s'unit à la base pour donner un sel neutre. Nous voyons ainsi ce nouvel aspect, le neutre, se présenter comme le résultat de deux forces antagonistes qu'il équilibre et qu'il résume. Tandis que chacune de ces forces antagonistes peut être conçue, isolée, l'intermédiaire ne peut exister que par elles et par leur action réciproque : il est, en quelque sorte, l'addition des deux principes. Et si nous voulons, avec les Pythagoriciens, donner de ceci une représentation numérique, nous représenterons par 1 l'aspect positif, par 2 l'aspect négatif : l'union de ces deux nombres 3, représentera le terme neutre et l'intermédiaire.

Poussons plus loin nos spéculations : Considérons ensemble les trois aspects d'une même chose : père, mère, enfant, ou bien : force, résistance, travail, ou bien : clarté, obscurité, pénombre, ou encore : grand, petit, moyen. Nous concevons sans peine que l'ensemble de ces trois termes constitue une notion nouvelle ; ce sera : la famille, l'énergie, la lumière, la grandeur : ce sont déjà des abstractions, des notions plus complexes, mais encore faciles à saisir. Or, chacune de ces notions représente bien un tout, une unité nouvelle. Comparons ces notions nouvelles entre elles : elles nous paraîtront, quoique avec moins d'évidence, présenter encore un double aspect chacune : Il y a des familles plus puissantes que d'autres : les premières seront positives, les secondes négatives ; il y a un mode d'électricité, de calorique plus actif que l'autre : le premier sera positif, le second négatif. Appliquons maintenant le raisonnement analogique qui est la clef de voûte de l'Hermétisme et nous dirons que notre seconde catégorie de forces antagonistes va comporter, comme la première, des résultantes, des produits neutres : Les Pythagoriciens représenteront ces notions nouvelles de la façon suivante :

4 pour l'unité composée positive et active,

5 pour l'unité composée négative et passive,

6 pour leur combinaison d'équilibre, terme neutre, et ainsi de suite.

Pour synthétiser, nous avons :

Eléments de 1er ordre *principes constituants*	Positif : 1 ; Négatif : 2 ; Neutre : 3
Eléments de 2e ordre *organismes des 3 règnes*	Positif : 4 ; Négatif : 5 ; Neutre : 6
Eléments de 3e ordre *les astres*	Positif : 7 ; Négatif : 9 ; Neutre : 9
Eléments de 4e ordre *la divinité*	Positif : 10 ; Négatif : 11 ; Neutre : 12

Afin de mieux comprendre le symbolisme numérique, remarquons que les nombres 1-4-7-10 nous apparaissent comme des unités d'ordre différent et de plus en plus complexes. Le nombre 1 va représenter le principe constituant :

le soufre par exemple ; le nombre 4 va représenter l'être organisé (qui s'exprime par 4 qualités, 4 éléments, 4 humeurs, 4 tempéraments) ; le nombre 7 est l'unité du monde astral (les 7 planètes) ; le nombre 10 est l'unité divine (les 10 Séphiroths de la Kabbale, les 10 ordres de bienheureux : Cf. plus loin). Le nombre 12 est le nombre parfait par excellence puisqu'il symbolise l'équilibre dans ce plan intellectuel ou " divin ". — Retenons en particulier que l'être organisé, avec ses quatre éléments de manifestation, est lui-même une synthèse des trois formes (positive, négative et neutre) du principe constituant, et cela nous symbolise la théorie capitale en alchimie, des trois principes et des quatre éléments.

***

L'Hermétisme est une philosophie d'analogie, et par conséquent unitaire. De même que tous les nombres se réduisent en définitive à l'unité, de même tous les phénomènes de la matière, des êtres vivants, de l'esprit, de la divinité, se ramènent à une même force dont la double polarité engendre un mouvement perpétuel. Nous venons d'en voir la symbolisation numérique : Ce n'est pas la seule. Il existe beaucoup d'autres signes pour exprimer la même idée.

Représentons, par exemple, par une barre verticale la force positive, par une barre horizontale la force négative et superposons ces deux barres. Elles formeront une figure symétrique ayant pour centre le point neutre de leur rencontre : c'est la croix des Gnostiques et probablement aussi des Rose-Croix : c'est un signe d'adaptation.

Les Gnostiques ont voulu voir dans le nom divin hébraïque formé des quatre lettres : *Iod-Hé-Vau-Hé*, un symbole de même genre. Les trois premières lettres, différentes entre elles, représentent les trois principes. La dernière, qui est une répétition, donne au tout la valeur d'une unité complexe d'ordre supérieur : Ainsi Ievé serait, comme la nature, formé de trois principes (trois lettres différentes) et de quatre éléments (quatre lettres en tout).

Les lettres I. N. R. I. qu'on lit sur la croix chrétienne seraient susceptibles de la même interprétation — et, au lieu de s'en tenir à la lecture habituelle (Iesus Nazarethus rex Iudæorum) certains alchimistes avaient fabriqué, d'une manière quelque peu fantaisiste, cet axiome : Igne Natura Renovatur Integra.

On peut encore représenter l'aspect positif par une surface ou un volume plein, l'aspect négatif par une surface ou un volume vide : la réalisation, l' " *intermédiaire* ", consistera à mettre le plein dans le vide. De là, tous les symboles phalloïdes de l'antiquité dans lesquels on ne veut souvent chercher qu'une obscénité. Mais le symbole le plus important par son ancienneté et sa répétition dans les Œuvres alchimistes est le Serpent Ouroboros (le Serpent qui se mord la queue). Sa bouche ouverte représente l'espace vide, le passif, sa queue le volume plein, l'actif ; le plein est attiré par le vide et le serpent mord sa queue. De cette attraction des pôles de noms contraires va résulter le mouvement perpétuel. Or, le signe qui s'impose pour symboliser ce mouvement, c'est le cercle qui n'a ni commencement, ni fin, et c'est pourquoi le serpent est enroulé en un cercle fermé. L'Ouroboros, venu des Grecs, comme nous le verrons, semble avoir une origine plus lointaine dans l'Inde. Ainsi, dans une figure dite " *Pradjapati* " destinée à figurer la création du monde et reproduite par Ménard (*La Mythologie dans l'art*), on voit Brahma qui émet un triple souffle aboutissant, d'une part à une femme (principe passif), de l'autre à un homme (principe actif) et, entre les deux, à un couple formé d'un homme et d'une femme se tenant par les mains (principe d'équilibre). Au-dessous est l'œuf du monde, à l'intérieur duquel on voit précisément l'Ouroboros entouré des douze signes du Zodiaque. Rapprochons-en encore, l'image hindoue de Brahma se mordant le pied. Dans beaucoup d'autres symboles l'Ouroboros se retrouve avec la signification d'une force universelle doublement polarisée.

Il y a d'autres représentations encore. Plaçons-nous au point de vue astrologique : Des deux astres principaux qui éclairent la terre, le soleil et la lune, le soleil qui a sa lumière propre et qui est le pivot de tout le système est véritablement actif et fixe. La lune qui ne fait que refléter sa lumière est passive et mobile. Or, le soleil se représente par un point entouré d'un cercle : le point, c'est le soleil lui-même, le cercle, c'est le mouvement perpétuel des astres qui gravitent autour de lui. Quelquefois, on simplifie le signe en un cercle seul. La lune se représente par sa forme la plus typique : le quartier, avec ses deux cornes. Or, au point de vue astrologique, la planète qui combine les deux influences du soleil et de la lune et qui est par conséquent leur résultante, c'est *Mercure*, hermaphrodite noyé dans la lumière du soleil dont il ne s'éloigne jamais, mais qu'il reflète cependant, Mercure qui unit la raison du soleil à l'imagination de la lune, la gloire à la bassesse ; aussi, le signe astrologique de Mercure est formé de la réunion des deux signes précédents, à laquelle on a ajouté une croix, symbole de la réalisation et de l'adaptation. C'est pourquoi encore Hermès Trismégiste, représenté sous sa forme divine du dieu Thôt, aura sur sa tête le cercle surmonté de deux cornes. Et quand Hermès ainsi coiffé, étendra les bras en croix, il représentera très exactement le hiéroglyphe de Mercure, le dieu de la Science et de la philosophie, le dieu de l'adaptation.

Les deux serpents, blanc et noir, qui s'enroulent, symétriques, autour de la hampe du Caducée pour aboutir à la boule d'or qui la surmonte, représentent encore la double polarité de la même force et sa réalisation.

Les deux triangles, blanc et noir, qui se superposent pour former l'étoile à six branches des gnostiques et des francs-maçons représentent la même chose : le triangle blanc à sommet supérieur, c'est la force d'évolution, la volonté, l'activité, la divinité ; le triangle noir dont la pointe regarde en bas symbolise l'involution, la nécessité, la passivité, l'esprit du mal. De leur équilibre incessant résulte une figure parfaite : la réalisation, l'intermédiaire.

Les symboles peuvent ainsi varier à l'infini : nous cite-rons encore à titre de curiosité et pour montrer comment la philosophie hermétique se rapproche beaucoup du bouddhisme, le signe dit " *Pa-koua* " qui figure, par exemple, sur les vieux timbres-poste de Corée, qui montre bien le blanc et le noir, l'actif et le passif, se combiner en une figure circulaire qui exprime l'évolution perpétuelle. Mais, comme il n'y a pas de lumière sans ombre, ni de nuit sans lueur, la partie blanche porte un point noir et la partie noire un point blanc : C'est aussi une manière schématique de représenter les deux dragons qui se poursuivent l'un l'autre en un perpétuel mouvement.

Ainsi, l'on peut retrouver partout symbolisée l'idée fondamentale de la philosophie hermétique. Nous allons maintenant étudier en détail les adaptations théoriques de ces idées générales.

I. La Matière

Voyons tout d'abord la constitution de la matière et plus particulièrement celle des métaux :

Le métal est formé d'un principe actif qu'on désigne par le terme de " *Soufre* " d'un principe passif, le " *Mercure* ", et d'un principe neutre, le " *Sel* ". Il est bien évident que les termes de soufre, mercure et sel ne sont qu'une terminologie pour désigner des abstractions et il est ridicule de dire que les alchimistes considèrent tous les corps comme des sulfures d'hydrargyre. Ces principes ne sont qu'une modalité de l'Energie universelle (Telesme d'Hermès, Aither de Paracelse) et ainsi les alchimistes ramènent la matière à la force comme de nos jours Ramsay.

Le soufre s'appelle encore " *feu inné* " et est le principe de la forme. Le mercure est l'*humide radical*, ou principe de la substantation. C'est lui à que certaines substances doivent leur propriété d'engendrer un liquide appelé " *phlegme* " ou de passer elles-mêmes à l'état liquide quand on les soumet à l'action de la chaleur. On désigne encore le mercure par un mot formé de la première et de la dernière lettre des trois alphabets : latin, grec, hébraïque ; c'est le mot AZOTH, bien différent de notre azote (α-$\zeta\acute{\omega}\eta$) dont le nom signifie qu'il est impropre à la vie. Enfin, le sel s'appelle *base essentielle ou Hylé* et constitue le principe mixte de la manifestation objective (*St. de Guaita*).

Jean Fabre, dans l'*Abrégé des Secrets Magiques*. (*Paris, 1636*) s'exprime ainsi : « Le Soufre est le feu céleste qui,
« s'introduisant dans les semences inférieures, suscite et
« fait paraître la forme intérieure du plus profond de la
« matière. — Le Mercure est la substance humide, première
« née en la substance de toutes choses, sur laquelle le feu
« naturel en soufre vital agit pour en pousser les formes
« cachées dans le trésor de son abime. — Le sel est le prin-
« cipe des corporifications qui est le nœud et le lien des
« autres deux principes : Soufre et Mercure et leur donne
« corps, et ainsi les fait paraître visiblement aux yeux de
« chacun. »

Tels sont les trois principes constituants des métaux, et en général, de tous les corps. La matière ne peut exister que par leur réunion et ils coexistent toujours : une préparation n'est " *Mercurielle* ", " *Sulfureuse* " ou " *Saline* " que par la prédominance d'un élément. Chaque corps a son Soufre, son Mercure et son Sel spécial. Notre soufre au sens ordinaire et actuel du mot, de même que notre mercure métallique comprend ces trois principes.

*
*

Telle est la constitution ternaire de tous les corps matériels. Ces corps, ainsi composés, vont pouvoir se présenter à nos sens sous quatre formes : solide, liquide, gazeuse et " radiante " (La radioactivité, l'étude des ions nous permettent de comprendre ce qu'il faut entendre par ce dernier terme). Ces quatre modes de manifestation objective vont constituer les quatre éléments : la terre, l'eau, l'air, le feu. Ici encore, il s'agit d'abstractions ; l'eau, par exemple, désigne tout ce qui est liquide (eau-de-vie, eau régale, eau forte, etc.). Les anciens auteurs se préoccupaient fort peu de la notion de corps simples. Pour eux, l'eau était un corps comme les autres, formé de deux principes opposés (il se trouve que c'est l'oxygène et l'hydrogène) et de leur résultante neutre (combinaison). De même l'air, etc.

Les corps matériels qui possèdent quatre modes de manifestation ou éléments, sont doués de quatre qualités : chaude, froide, humide et sèche, qui se rapportent aux quatre éléments. Ainsi le feu est chaud et sec, la terre sèche et froide, l'eau froide et humide et l'air humide et chaud.

Si maintenant nous rapportons la notion des quatre éléments à celle des trois principes, nous voyons que le soufre est une synthèse du chaud qui est dans le feu et du chaud qui est dans l'air. Le mercure, une synthèse de l'humidité qui existe à la fois dans l'air et dans l'eau. Le sel enfin résume la sécheresse du feu et de la terre. Quand au froid qui réside dans l'eau, et celui qui réside dans la terre, leur synthèse ne peut être, par leur nature même, qu'improductive et ne peut se rapporter à aucun principe (*J. Maveric*)

Toute substance contient toujours et en même temps, les quatre éléments associés. C'est selon la prédominance de tel ou tel qu'elle se présente sous forme solide, liquide, gazeuse ou radiante. Ainsi l'eau telle que nous la connaissons porte en elle la terre puisqu'elle est capable de congeler et de devenir solide. Elle contient de même l'air puisqu'elle peut devenir vapeur, et le feu puisque cette vapeur peut arriver à l'état radiant.

D'ailleurs, les corps matériels évoluent comme tout ce qui est dans la nature et c'est pourquoi ils doivent tous parcourir ce cycle de transformation. Tout se tient dans la nature ; l'année présente successivement l'automne, sec et froid — l'hiver, froid et humide — le printemps, chaud et humide — et l'été, chaud et sec ; la journée présente une matinée chaude et humide (air) ; la période de midi, chaude et sèche (feu) ; la soirée, sèche et froide (terre) et la nuit, humide et froide (eau), etc., etc. De même, la matière doit parcourir le cycle de ses éléments dans le même ordre et se transformer perpétuellement, d'où la notion de la vie de la matière. Mais de même que la fin d'une année et d'une journée n'est que le commencement d'une autre, le cycle recommence sans cesse, et c'est ainsi que l'homme, après avoir passé par l'enfance, l'adolescence, la maturité, la vieillesse, recommence après la mort une nouvelle vie, et, par pure analogie les alchimistes admettaient la survivance de l'âme et ses réincarnations successives.

Les Pyramides d'Egypte, présentant quatre surfaces à trois côtés chacune, expriment symboliquement cette théorie des trois principes et des quatre éléments. Quant au tétragramme sacré que l'on grave encore volontiers dans un triangle à l'entrée des églises, il pourrait fort bien exprimer la même chose.

$$*_*^*$$

II. Les Etres vivants

Nous venons de voir la constitution et les propriétés de la matière, voyons maintenant quelle était, pour les alchimistes, la constitution des êtres organisés. Considérons plus particulièrement l'homme et, pour bien saisir le sens des théories hermétiques, rappelons-nous qu'il est une unité complexe. A priori, et par analogie, nous devons retrouver chez lui les trois principes constituants et les quatre éléments de manifestation, puisque l'homme est un organisme vivant au même titre que les minéraux, malgré son perfectionnement.

L'homme est en effet triple. Considérons en effet un cadavre, nous n'y trouvons que de la matière : le corps. Considérons maintenant un homme endormi : son organisme fonctionne. Il y a donc, en plus du corps matériel, une force qui met tout en mouvement. Il faut qu'il se réveille pour pouvoir raisonner, juger, avoir une volonté quelconque. L'homme éveillé possède donc trois éléments : le corps, la force vitale et une volonté qui gouverne : l'esprit. Or, ce qui est actif, c'est l'esprit ; ce qui est passif c'est le corps qui obéit ; quant à la force vitale, elle est le nœud qui les unit l'un à l'autre, elle est la résultante neutre. Cette conception triple de l'homme est extrêmement générale. Elle existe aussi chez les Hindous qui distinguent le corps physique (*Sthula Sharira*), l'esprit (*Prâna et Atma*) et la force vitale (*Linga Sharira*).

Le corps est la matière que nous venons d'étudier, cette matière qui n'est qu'une modalité de l'Energie universelle, et qui résulte d'un certain équilibre de sa double polarité.

L'esprit est aussi une modalité de l'Energie universelle individualisée. Lui aussi peut être conçu comme l'équilibre de deux aspects opposés (tels que la volonté d'action et la volonté d'arrêt par exemple). La volonté d'action positive, sera en quelque sorte son " *Soufre* " ; la volonté d'arrêt sera son " *Mercure* ", leur résultante sera l'équilibre, tel qu'il se manifestera par " *le Sel* ".

Quant à la " *force vitale* ", c'est une notion qui a besoin d'être précisée davantage : c'est un principe intermédiaire tenant à la fois du corps matériel et de l'esprit immatériel. C'est une sorte de fluide par lequel l'esprit pourra agir sur le corps. A la mort, il se clive en deux parties, l'une reste attachée au corps, c'est la " *Mumie* " de Paracelse ; l'autre se dégage et accompagne l'esprit. Les hermétistes modernes l'appellent " *corps sidéral ou astral* " et les spirites " *perisprit* ". L'existence de ce corps fluidique est une notion très répandue puisque les Egyptiens le désignaient sous le nom de " *Khaba* " ou Double — et que les Chinois le connaissent sous le nom de " *Kwei-shan* ". Il est formé d'une matière très subtile, " *radiante* " (du feu, diraient les alchimistes), qui sert de support à une énergie qui, ou bien se dégage du corps humain, ou bien s'y absorbe.

« Sa substance constitue une atmosphère qui nous
« entoure et qui est due aux émanations de notre propre
« substance, aux produits de notre respiration cutanée.
« Ces émanations ne sont pas exclusivement gazeuses ;
« elles sont constituées, pour une bonne part, de molé-
« cules à l'état radiant, c'est-à-dire en nombre assez res-
« treint pour pouvoir être entraînées par les forces qui
« sortent de notre organisme ou qui y arrivent ».
(*M. Decrespe*). — Elle représente aussi l'influx nerveux. Le corps matériel lui transmet les sensations et elle réagit sur lui en lui apportant la force motrice qui le fait agir. Elle est dirigée par l'esprit. Elle est capable non seulement de faire contracter un muscle, mais, avec le temps, quand elle est convenablement dirigée par la volonté, d'opérer

quelques transformations matérielles du corps. Cette conception amènera les médecins alchimistes à essayer d'agir sur elle directement, comme nous le verrons. Les alchimistes admettaient que ce fluide était surtout localisé dans le sang. Fludd, au XVIe siècle, disait : « L'âme sensitive ou élémentaire, agent de la sensation, de la nutrition et de la reproduction, réside dans le sang » et, bien avant, Platon : « τὴν ψυχὴν ἀπὸ τοῦ αἵματος τρέφεσθαι » et, plus anciennement encore, le chapitre 17 du Lévitique défend aux enfants d'Israël de manger le sang des bêtes quelles qu'elles soient « parce que l'âme de toute chair est au sang et quiconque le mangera sera exterminé ». Cette croyance explique l'importance du sang dans les cérémonies magiques de toute sorte, et les sacrifices sanglants des anciennes religions. C'est en vertu de la même croyance que les Orientaux, qui veulent inspirer à une femme de l'amour, répandent de leur sang devant elle.

Quant à la notion d'âme, elle a été trop précisée par les philosophes pour qu'il soit besoin d'y revenir ici. Remarquons seulement qu'il y a en elle de l'activité, de la passivité et un état d'équilibre : c'est la décision, la réflexion, la volonté, ou bien l'attention, l'imagination, la raison, etc., et ainsi nous concevons que le corps, l'âme (ou esprit) et la force vitale sont des unités complexes réunies pour former une unité d'ordre plus élevé : l'homme.

L'homme lui-même, comme toute unité, sera doublement polarisé (les deux sexes) et entre ces deux aspects se placera une résultante intermédiaire (embryon).

Or, cet homme, triple en lui-même, triple dans son espèce, va se présenter sous quatre formes (éléments). Sans parler des quatre âges de la vie (différenciation dans le temps) ni des quatre races humaines (différenciation dans l'espace), — qui sont des notions plus discutables — nous considèrerons seulement la distinction des quatre tempéraments, notion sur laquelle repose toute la médecine alchimique et qui a duré de l'antiquité la plus reculée jusqu'au dix-neuvième siècle. Nous l'étudierons en détail à propos de la médecine alchimique.

****

III. La Divinité.

Nous venons de comparer l'organisation du monde matériel et celle du monde organisé, d'après les théories hermétiques. Il sera maintenant tout à fait curieux de constater que dans presque tous les temps et tous les pays, le monde divin a été conçu et représenté sur le même plan. Nous verrons ainsi que la même conception ternaire se retrouve au début de toutes les civilisations et s'exprime symboliquement par presque toutes les religions. D'une manière générale, en effet, l'intelligence supérieure qui est le dieu va se présenter à nous sous trois aspects : l'un actif, positif, l'autre passif, négatif. L'un sera l'agent de la destruction, l'autre, de la création ; l'un sera le dieu du mal, l'autre, celui du bien, etc., et entre ces deux termes figurera un type intermédiaire

Ainsi, dans l'Egypte ancienne, il y avait un dieu éternel, auteur de toutes choses, se présentant en trois personnes : 1º le père (principe positif) ; 2º un personnage féminin (négatif) qui joue le rôle de mère, mais qui demeure toujours vierge ; 3º leur fils. Cette trilogie s'exprime différemment suivant les régions de l'Egypte. C'est surtout Osiris qui porte sur sa tête le globe du soleil, avec Isis, sa sœur et son épouse (égale et de nom contraire), coiffée du croissant lunaire, et leur fils Horus réunissant les deux attributs. C'est encore Phtâ qui féconde une vierge et lui fait enfanter le bœuf Apis ; c'est enfin, à Thèbes, Ammon-Râ, son épouse Maut et leur fils Chons.

En Chaldée, le dieu-synthèse Ilou ou Assour se présente sous trois formes : Anou ou Oannès (actif), Ben (passif) et Bin, le fils (neutre).

En Phénicie, c'est Baal, assimilé au soleil, Astarté, à la lune, et Melkart, à Mercure.

En Perse, Zoroastre a enseigné qu'en face d'Oromaz (créateur), il y a Ahriman (destructeur), mais entre les deux, Mithra sert d'intermédiaire.

Dans l'Inde, on croit que Brahma s'est révélé une première fois homme d'un côté, femme de l'autre, formant par conséquent le troisième terme, la résultante. Puis, il s'est définitivement révélé par une trinité (Trimourti) plus séparée : C'est Brahma (créateur), Siva (destructeur) et Vischnou (l'intermédiaire). Ici, une notion nouvelle apparaît, c'est que le principe destructeur (analogue au négatif, au passif) peut être bon ou méchant suivant les points de vue : Siva est méchant quand il vomit des flammes et brandit les armes mortelles, mais il y a de lui une autre représentation, toute pacifique : c'est que la destruction est précisément une création. Il enlève une vie mais il en donne une autre, aussi l'appelle-t-on quelquefois « *Dieu bon* ». C'est une distinction du même genre qu'on peut faire entre l'infernale Hecate, portant sur sa tête le croissant lunaire, et Myriam, c'est-à-dire la Vierge Marie, dont les pieds reposent sur le même croissant lunaire. Remarquons encore en passant que Vischnou, dans sa huitième incarnation, s'est appelé Krichna, il est né d'une vierge, sa naissance a donné lieu à un massacre des nouveaux-nés, mais il a échappé grâce à la fuite de ses parents dans le désert. A trente-trois ans, il est mort supplicié. Ceci nous montre les rapports curieux qui existent entre Krichna et le Christ. Ajoutons que le 9e avatar ou incarnation de Vischnou fut Bouddah né de la vierge Maïa.

En Scandinavie, la trinité se présente encore à nous : c'est Odin, dieu fécondant ; Fregga, la matrice de toutes choses, et leur fils, le forgeron Thor, qui est bien comparable à Mercure.

Nous pourrions remarquer enfin que la trinité s'est maintenue dans le Christianisme.

Ainsi la divinité, pour les Hermétistes, ne diffère pas, quant à sa constitution, des autres créatures. Elle est formée de la synthèse des univers et, comme nous avons vu que l'univers s'exprime par 7 (sept qualités, sept planètes), la divinité va s'exprimer par l'unité supérieure (Cf. Tableau d'Analogie numérique) c'est-à-dire par 10. « C'est, dit Agrippa (*Philosoph. occulte II-XXIII*), le nombre de tout ou universel et le nombre complet marquant le plein cours de la vie, car l'on ne compte plus depuis ce nombre que par réplique et il implique en soi tous les nombres et il les explique par les siens en se multipliant.... « Ce « nombre est circulaire, de même que l'unité, parce qu'étant « accumulé, il revient à l'unité d'où il sort : il est la fin « et le complément de tous les nombres et le principe des « dizaines. De même que le dixième nombre reflue sur « l'unité d'où il a tiré son origine, ainsi tout flux retourne « à ce qui lui a donné le principe de son effluence ; ainsi « l'eau court à la mer d'où elle sort, le corps à la terre « d'où il est tiré, le temps à l'éternité d'où il découle, « l'esprit à Dieu qui l'a fait et toute créature s'en va au « néant dont elle a été créée ».

Nous voyons, en effet, la divinité s'exprimer dans la bible par dix noms différents (Eheie, El, Eloïm-Gibor, Eloa, etc.). Il y a encore dix Sephiroths (Kether, Hochma, Binah, etc.), c'est-à-dire dix modes d'action divine, distinction qui correspond, dans le christianisme, aux dix ordres de bienheureux (Séraphins, Chérubins, Trônes, etc.). Il y a encore dix commandements de Dieu et Krichna a reçu, dans ses supplices, dix règles de morale de la Sagesse Suprême. « C'est pourquoi, dit Agrippa (*Phil. Occ. II-XIII*), il y avait dix courtines dans le temple, dix cordes au psaltérion, dix instruments de musique sur lesquels on chantait les dix psaumes, etc. ».

A propos de la Divinité, les Hermétistes considéraient que l'homme pouvait entrer en rapport avec elle par la prière, et, agissant ainsi sur elle par ce moyen, obtenir des réalisations matérielles qu'ils n'auraient pas pu obtenir sans cela : c'est pourquoi on priait pour accomplir le grand œuvre et c'est pourquoi il y avait une médecine mystique qui guérissait par la prière.

Mais, en somme, cette divinité n'était elle-même qu'une modalité de l'Energie universelle, dans sa forme la plus parfaite il est vrai, mais de même nature au fond que les autres forces (influx spécial de chaque planète, force vitale des êtres vivants, attraction moléculaire, affinités chimiques, etc.). La matière, enfin, n'étant en quelque sorte qu'une modalité d'énergie, les hermétistes concevaient l'univers comme la manifestation polymorphe d'un même agent unique: « Ἐν τὸ πᾶν » disaient les Grecs : l'Univers est Un.

Il existait ainsi une Energie Universelle, un agent unique produisant les effets les plus divers selon son « individualisation », la cohésion, l'affinité chimique, la chaleur, la lumière, l'électricité, la force vitale, l'influx astral, la pensée divine, etc. Cet agent, c'est la lumière astrale des Kabbalistes, l' "*akasa*" des Indiens, l'αἰθήρ des Grecs. Synésius dit de lui (*Hymne II*) : « Un souffle circule autour de la terre et vivifie, sous d'incomparables formes, toutes les parties de la substance animée ». Oubliée jusqu'à Paracelse, cette notion d'aither ou d'éther a dû être scientifiquement admise par nos physiciens pour expliquer la propagation de la lumière dans le vide.

Il est doublement polarisé (*od* et *ob* des Hébreux), son aspect positif produit l'action ; son aspect négatif la résistance. Le premier est la force qui rayonne, le second la matière condensée. Lui-même est un fluide, pont entre la matière et la force, état primordial de toutes choses, nœud des transmutations — et à ce titre Crookes l'appelle « *Protyle* ». La Kabbale, compilation d'enseignements hermétiques rédigée dans les premiers siècles de l'ère chrétienne, dit pour cela : « Tout est esprit ; tout se réduit en esprit. — Les objets de ce monde retourneront au sein de toute lumière ».

Bien plus, cet agent universel représente une masse plastique, extrêmement subtile, capable de prendre une forme sous l'influence d'une idée, d'une volonté et de conserver cette forme, comme il s'organise autour de l'âme pour constituer son double fluidique. Il est donc l'élément dans lequel vivent et se conservent les idées ; c'est grâce à lui qu'elles prennent une existence réelle, quasi-objective. Il est donc comme la substance du monde des idées de Platon, du monde des Noumènes de Kant et, à ce titre, il est l'agent des transmissions de pensées, des pressenti-

ments, des prévisions même, et M. Decrespe l'a étudié
sous le nom de « *Matière des Œuvres Magiques* ».

Cet agent universel est représenté symboliquement par
un serpent. Chez les Aryens, dans l'Inde, c'était le grand
serpent " *Nay* ". Dans le livre de René Ménard (*La Mythologie dans l'art*) est reproduit un dessin hindou représentant symboliquement le monde : Une tortue porte
sur son dos quatre éléphants (les quatre éléments), ces
derniers soutiennent une coupole sur laquelle sont sept
autres éléphants (les 7 planètes), ces derniers portent le
Mont Mérou aux sept étages et le tout est entouré par un
serpent *qui se mord la queue* et qui, comme l'Ouroboros
du manuscrit de St-Marc, est disposé en cercle. Mais ici,
ce serpent prend une signification plus particulière : c'est
l'éther cosmique doublement polarisé.

Au Mexique même, on retrouve ce singulier serpent
et, dans le livre de M. de Larenaudière sur le Mexique
(*Paris* 1843), on voit une figure représentant l'année par
un cercle rempli d'attributs divers et entouré d'un pareil
serpent, avec cette particularité qu'il forme, aux quatre
points cardinaux, quatre boucles.

En Egypte, dans les sanctuaires d'Osiris, et pour les
Hébreux, c'était le serpent Nahash. « Enfin, dit G. Com-
« bes, dans les mystères d'Eleusis, c'était le serpent en
« or, roulé en spirale, triple symbole sur les trois plans de
« l'Univers, et renfermé dans le ciste orné de branches de
« lierre que l'on remettait, avec le thyrse du Verbe Soli-

« taire Dionysos Bakkos, comme souvenirs aux seuls
« initiés des grands mystères lustraux ».

LES ASTRES ET LEURS CORRESPONDANCES

L'Hermétisme est une doctrine unitaire qui devait
chercher, non seulement à tout ramener à la même substance, mais encore à expliquer tous les phénomènes de
l'univers par les mêmes lois. La plus curieuse application
qu'il en a fait est l'analogie du Macrocosme et du Microcosme. Le Macrocosme est l'univers : l'ensemble des planètes et des étoiles ; le Microcosme est notre terre : les
relations sont faciles à trouver, les positions différentes
du soleil aux différents moments de la journée, ses positions diverses dans le zodiaque selon les saisons de l'année,
l'influence de la lune sur les marées, celle qu'on lui attribue
en météorologie, en agriculture, furent les premiers points
de comparaison. En outre, on réduisit le Microcosme à
l'homme seul et on chercha à établir l'influence des
astres sur sa santé et sur sa vie; de là, l'origine de l'Astrologie. On établit ainsi des relations entre les différentes
parties de son corps, entre les différentes facultés de son
esprit et les sept planètes, les douze constellations zodiacales,
tant et si bien qu'on en vint à penser que tous les phénomènes qui se produisent en lui, même les plus minimes,
correspondent à un phénomène astronomique. On étendit
cette influence sur tous les êtres : animaux, végétaux,
minéraux même. Une plante, cueillie à un moment où

elle subit une influence astrale particulière, devait avoir, en médecine, par exemple, des propriétés différentes de celles d'une plante semblable récoltée à un autre moment. De même un minéral préparé sous une influence convenable. Bien plus, on établit une analogie entre les qualités de chaque planète et les qualités morales, intellectuelles, physiques des hommes, les propriétés des plantes et des animaux.

Par exemple, le soleil, planète de lumière et de vie, devait correspondre à la franchise, à la gloire, à la droiture du jugement, à la clarté de la raison, à la beauté, la santé, la force. Les plantes solaires devaient être celles qui, comme l'héliotrope ou le tournesol, suivent sa direction dans le ciel. L'animal solaire devait être le lion, qui réunit la franchise de l'attaque à la force et à la beauté physique. Le métal du soleil était l'or qui est pur et coloré comme sa lumière. La pierre précieuse du soleil était le diamant, etc. Or, pour nous en tenir uniquement aux analogies métalliques, nous trouvons qu'à la lune correspondait l'argent qui a la même couleur blanche. A Mars, l'astre aux reflets rouges, Mars, dieu de la guerre, correspondait le fer dont on fait des armes et dont les sels sont rouges : il nous reste, par exemple, le Safran de Mars. A Vénus, dont l'éclat est légèrement bleu, correspondait le cuivre, à cause de la couleur des composés cupriques (on désigne quelquefois encore l'acétate de cuivre sous le nom de Cristaux de Vénus). A Saturne, la planète lente et terne appartenait le plomb lourd et gris (nous avons conservé les termes de " *saturnisme* ", d' " extrait de Saturne "). A Jupiter appartenait l'étain. Enfin, à Mercure, on a attribué tout d'abord l'Electrum ou mélange d'argent et d'or qu'on trouve quelquefois à l'état natif dans le sol, puis, lorsque l'Hydrargyre fut découvert (après la guerre du Péloponèse pour Berthelot), ce fut ce métal liquide, capable de prendre toutes les formes et de s'amalgamer à tous les autres qui parut se rapporter le mieux à Mercure, la planète d'adaptation par excellence.

Mais de même que l'on voyait les planètes évoluer régulièrement dans le ciel et les hommes vivre sur la terre, on en vint à concevoir la vie de la matière et son évolution : « Conformément, dit Figuier, à un système d'idées qui « a joui d'un crédit absolu, les écrivains Hermétistes « comparent la formation des métaux à la génération des « animaux. Ils ne voient aucune différence entre le déve- « loppement des fœtus dans la matrice des animaux et « l'élaboration d'un métal au sein du globe ». Cette évolution des minéraux obéissait, comme les autres choses, à l'influence planétaire. Elle se faisait avec une grande lenteur.

****

Applications pratiques

Analogie entre les êtres différents, analogie entre les êtres et les mondes, unité de substance et de force, évolution perpétuelle, tels sont, comme nous venons de le voir,

4

les grands principes de la philosophie hermétique. Il n'est pas étonnant qu'avec de telles vues, les Hermétistes aient cherché à opérer des transmutations de forme matérielle ou de force vitale. En devenant réalisateurs, ils sont devenus des alchimistes au sens propre du mot. Leurs objets principaux étaient : la transmutation métallique, la médecine universelle, la palingénésie et la création de l'Homunculus.

a) La Transmutation Métallique. — « Les espèces sont immuables et ne peuvent être changées les unes dans les autres, mais le plomb, le fer, le cuivre et l'argent ne sont pas des espèces : c'est une même essence dont les formes diverses nous semblent des espèces ». Tel est, exprimé par Albert le Grand (*De Alchemia*, in *Theatr. chim.* t. II, p. 459), le principe sur lequel repose la recherche de la transmutation. Or, le dogme de la spécificité des corps simples est sérieusement battu en brèche aujourd'hui, surtout depuis la découverte du Radium et des Rayons X. D'ailleurs, la disproportion est frappante entre les quatre éléments fondamentaux de la chimie organique (C. H. O. Az.) et les quelque soixante corps simples de la chimie minérale. C'est pourquoi Moissan, dans son traité de Chimie Minérale (1904, *t. II*), dit que la physique actuelle conçoit, comme la chimie, une divisibilité de la matière plus grande que celle qu'on a admise jusqu'à présent. Un des meilleurs arguments en faveur de cette thèse est fourni par les cas d'allotropie des corps simples (phosphores rouge et blanc ; carbone-charbon et carbone-diamant). En outre, nous voyons des groupements se comporter comme des corps simples : le groupe AzH4 n'est-il pas un véritable métal, et le cyanogène CAz n'agit-il pas comme un corps simple ?

Ainsi, tous les métaux pourraient bien n'être que des combinaisons ou des polymérisations stables d'un même radical. Les poids atomiques qui se trouvent être tous des multiples de celui de l'H pris comme unité en semblent une preuve. La loi des octaves de Newlands-Mendeléief serait un argument dans le même sens, car pour 84 éléments connus, il n'y a que 11 espaces vides dans ce système périodique.

Mais le meilleur argument nous est fourni par la désintégration des éléments radio-actifs, étudiée par Rutherford et Soddy et résumée par William Ramsay (in *Revue Scientifique. Paris*, 27 *janvier* 1912). Le Radium, en effet, qui, par son poids atomique 226,5 se range dans la table périodique, a tous les caractères d'un élément. Or, ce Radium donne lieu à une émanation matérielle telle qu'un gramme de ce corps perd la moitié de son poids en 1760 années. Voici ce qui se produit :

Le Radium (226,5) dégage, en quelques jours, une certaine partie d'Hélium (poids 4) et de Niton (222,4).

Le Niton se désagrège à son tour ; une moitié est détruite en 4 jours selon la formule Niton (222,4) = Hélium (4) + Radium A de Rutherford (218,4).

Mais en quelques minutes, la moitié de ce Radium A (218,4) a produit de l'Hélium (4) et du Radium B (214,4).

De même, le Radium B (214,4) va se décomposer, en émettant des électrons négatifs et il reste un corps qui n'a pas diminué de poids atomique, le Radium C1 (214,4). Ce dernier va de nouveau produire de l'Hélium (4) et du Radium C2 (210,4), et ainsi de suite : on obtient en série les Radium D, E, F (Rad F = Polonium de Mme Curie). Enfin en 140 jours le Polonium (210,4) se décompose en Hélium (4) et en un métal inconnu (206,4) mais qui semble devoir être du plomb. En effet, le poids du plomb est de 207,4 et on peut admettre une erreur de une unité.

Ramsay suppose même que le Radium (226,5) ne serait que de l'Uranium (239) ayant perdu 3 atomes d'Hélium. Il ajoute, ailleurs, que dans des expériences qu'il n'ose pas encore considérer comme définitives, l'émanation du Radium a paru, par son énergie, transformer du cuivre en Lithium, et que, de même, le Thorium, le Zirconium, le Titane et le Silicium se dégraderaient en carbone.

Or, s'il était établi que nos corps simples sont, en réalité, composés, la question de la transmutation se poserait logiquement.

La nature nous fournit même des exemples de certaines transmutations spontanées. Le tissu ligneux se transforme non seulement en houille, mais, ainsi qu'on peut le voir par des pièces du Muséum d'Histoire Naturelle, en agathe ou en quartz résinite (Hongrie). On aurait également vu des troncs d'arbres devenir du grès quartzeux amalgamé d'oxyde de cuivre (Région de la Volga et de l'Oural), ou du minerai de fer (Sibérie), ou enfin des minerais aurifères (à Vorospatack, en Transylvanie). D'une manière générale tous ces phénomènes d'epigénie peuvent être considérés comme des transmutations.

Les alchimistes actuels, qu'on appelle aujourd'hui hyperchimistes, se sont attachés à démontrer que souvent les équations chimiques sont inexactes et qu'à la suite de certaines opérations on constate soit la présence d'un nouveau corps, soit un accroissement dans le poids d'un de ceux qui avaient été employés. M. Le Brun de Virloy, dans sa " *Notice sur l'Accroissement de la Matière Métallique* " (*Paris*, 1889), donne un procédé pour accroître le cuivre contenu dans du sulfate de cuivre, au moyen d'acide sulfurique. Notons bien que l'opération demande six mois à être effectuée. M. René Schwaeblé donne également un procédé pour transformer partiellement du cuivre en argent. Dans une autre de ses recettes, on ferait apparaître du nickel dans une solution huileuse d'oléate de cuivre exposée *longtemps* au soleil. L'expérience qui, à première vue semble la plus curieuse est celle qu'indique Stanislas de Guaïta : On sème des graines de cresson sur du verre pilé, on arrose d'eau distillée et on met le tout sous cloche, ne laissant pénétrer que de l'air filtré : les graines germent et poussent. Alors, si l'on dose le fer et le manganèse retirés par calcination de ces graines germées, on en trouve beaucoup plus que dans une quantité de graines sèches égale à celle qui a été semée. D'où peut donc provenir ce fer supplémentaire ? Mais, pour que cette expérience soit probante, il faudrait ne laisser pénétrer que de l'air renfermant exclusivement que de l'oxygène et de l'azote, et s'assurer que le verre ne contient pas traces de fer ou de manganèse. En outre, le dosage doit être très méticuleux, fait avec des réactifs absolument exempts de ces corps, et ce sont-là, dans la pratique, de très grosses difficultés. Les transmutations, d'ailleurs, doivent différer essentiellement des réactions chimiques ordinaires en ce qu'elles s'effectueraient très lentement. Les opérations alchimiques, en effet, se faisaient non par des moyens violents, mais sur la lampe à huile de l'Athanor, au bain de sable, ou même en enfouissant le matras dans des matières en décomposition et elles duraient de si longues années qu'on se transmettait de père en fils le grand œuvre commencé : « L'or n'est parfait, dit Roger Bacon (*Specul. Secret.*) que parce que la nature a achevé le travail. Il faut donc imiter la nature ; mais la nature ne compte pas les siècles qu'elle emploie, tandis qu'une heure peut être le terme de la vie d'un homme... » Le temps est, en effet, le grand secret de la nature et « si les alchimistes étaient partis de meilleurs principes, ils seraient probablement arrivés à des résultats prodigieux auxquels arriveront peut-être plus difficilement les chimistes d'aujourd'hui, trop pressés de jouir du présent. » (*Hœfer, Histoire de la Chimie*).

L'Hermétisme pose, en principe, la vie et l'évolution des minéraux. Pour Paracelse, ils ne diffèrent de l'homme qu'en ce qu'ils n'ont pas une âme immortelle. Remarquant que tous les êtres créés procèdent d'autres êtres préexistants, les alchimistes ont pensé que toute faculté généra-

trice était cachée dans une semence qui forme les matières
à sa ressemblance. Il y aurait là une action toute comparable à l'évolution du fœtus : le germe vivant assimile la
substance ambiante, l'organise, l'incorpore et l'utilise à
sa croissance. Le germe métallique assimilerait de même
les éléments voisins après avoir complètement brisé non
seulement leur molécule mais leur " *atome* " (au sens chimique du mot) et les avoir réduits en leur matière première
qui est la substance unique et fondamentale de toutes
choses. Puis, les ayant assimilés, ce germe minéral procè-
derait à un travail nouveau de synthèse devant aboutir à
la production du métal adulte et parfait, c'est-à-dire de
l'*or*. Mais, de même que l'œuf avant de produire l'animal
adulte doit passer par toute une série de formes de plus
en plus parfaites, de même, cette évolution minérale se
ferait par stades. Maintenant, qu'un arrêt de développement vienne à se produire, ou bien que les hommes aillent
extraire prématurément de la matrice de la terre, un métal
en voie de perfectionnement, nous aurons des êtres métalliques incomplets, des " *avortons* " des "*monstres* ". C'est
ce que dit Albert-le-Grand (*Theatr. chimic. T. II, p.* 459).

« Ce sont des causes accidentelles qui entravent la com-
« binaison régulière du soufre et du mercure : Une matrice
« malade peut donner naissance à un enfant infirme et
« lépreux, bien que la semence ait été bonne. Il en est de
même des métaux... ». Les " *Avortons métalliques* " ce sont
les métaux vulgaires, ce sont des fruits fades et crus déta-
chés de l'arbre avant leur maturité. Aucun d'eux ne peut

être une forme définitive, car ils sont formés d'éléments impurs et mal combinés. C'est la théorie que *Geber* formule le premier, semble-t-il. Dans l' " *Abrégé du parfait magistère* ", il dit : « L'or est formé d'un mercure très subtil et « d'un peu de soufre très pur, fixe et clair, qui a une rou- « geur nette. Et comme ce soufre n'est pas également coloré « et qu'il y en a qui est plus teint l'un que l'autre, de là « vient aussi que l'or est plus ou moins jaune. » D'après cet auteur, quand le soufre est plus impur, on a du cuivre ; et l'étain est formé de soufre et de mercure impurs. Nous avons vu ce qu'il faut entendre par soufre et mercure. Le *sel* étant le mode d'incorporation moléculaire, le soufre représente l'élément mâle, le mercure l'élément femelle. Selon la prédominance de l'un ou de l'autre, le métal sera d'une série masculine ou féminine. Tandis que l'or représente le terme le plus élevé de la série masculine, l'argent est l'aboutissant de la série féminine. Mais cette sexualité n'étant qu'une question de proportions, un métal passerait fréquemment d'une série à l'autre au cours de son évolution. C'est ainsi que l'argent serait le stade antérieur à l'or. Déjà, Albert-le-Grand avait dit dans " *Le Composé des Composés* " : « Les métaux voisins ont des propriétés « semblables et c'est pour cela que l'argent se change faci- « lement en or » et depuis, l'étude attentive des terrains aurifères a montré que, fréquemment, un filon aurifère se continuait, en profondeur, par un filon argentifère.

La question qui se posait pour l'alchimiste était de trouver une sorte de diastase pour continuer artificiellement

et rapidement cette évolution des métaux encore imparfaits. Il s'agissait, en quelque sorte, de soigner les métaux
imparfaits et l'alchimiste était, pour ainsi dire, un médecin
de la matière. C'est dans ce sens que Geber dit « Apporte-
moi les six lépreux (les six métaux imparfaits) que je les
guérisse. »

Nous n'avons pas à entrer ici dans le détail des manipu-
lations et des opérations employées pour fabriquer la pierre
philosophale, agent des transmutations. Papus (*Traité de
Science occulte*) et R. Schwaeblé (*L'Alchimie*) ont bien traité
ce point. Notons que toutes les opérations se faisaient sur
une lampe à huile, ou au moyen de la chaleur solaire réflé-
chie par des miroirs. Kircher (*Mund. Subt.*) donne une description, avec figure, de l'Athanor, ou fourneau philosophique sur lequel cuisait l' " *œuf* " ou récipient ovoïde
dans lequel se faisait l'opération. Ajoutons que le Grand
Œuvre devait être accompli sous l'influence d'un agent
mystérieux, désigné dans les traités alchimiques sous le
nom de " *feu secret* ". Quelques-uns pensent que les alchimistes s'efforçaient de donner un peu de leur propre vie à
la matière en la magnétisant à l'aide de passes.

Les traités alchimistes sont fort peu explicites quand il
s'agit d'indiquer la matière première surtout. Pour les opérations elles-mêmes, ils sont assez clairs. Néanmoins, les
alchimistes préféraient représenter ces indications par des
symboles et c'est ainsi qu'à l'entrée de Notre-Dame de
Paris, il y a des bas-reliefs allégoriques — et c'est à Guil-
laume de Sildy, un des architectes de la Cathédrale, qu'on

en serait redevable. — Ces symboles sont plus spécialement groupés à la porte de gauche : c'est la porte des alchimistes. On y voit, au milieu, une statue de la Vierge tenant la croix garnie de roses sous laquelle se donnaient rendez-vous les hermétistes de la Rose-Croix. La voûte ogivale est encadrée à l'extérieur par une espèce de triangle non moins symbolique. L'entrée est encadrée par les douze signes du Zodiaque, placés de part et d'autre des deux petites portes jumelles (on y remarque même une erreur : le Cancer n'est pas à sa place). Mais la partie la plus curieuse est constituée par les bas-reliefs en médaillons placés à hauteur l'homme : On y voit, par exemple (du côté droit), deux évêques se donnant la main pour représenter l'union des deux ferments métalliques et, à côté, un homme présentant son enfant au feu du ciel, et dissimulée dans un coin de ce ciel, une main étendue : c'est l'Alchimiste " *appliquant le feu secret* " sur son œuvre : la main, c'est la passe magnétique dont nous avons parlé.

Du côté gauche, on voit un dragon terrassé par un chevalier ailé : le dragon mordant, c'est un acide, le chevalier armé, c'est un métal. Ses ailes, c'est l'hydrogène qui se dégage, le " volatil ".

Plus loin, un autre chevalier renverse un enfant sur un autel, ce qui semble indiquer une autre réaction d'un métal sur une substance quelconque, réaction dans laquelle le métal joue un rôle actif.

Les autres portes de Notre-Dame présentent aussi des allégories. Celle du milieu, notamment, répète les symboles précédents : on y voit le sacrifice d'Abraham, et plus loin, un chevalier traversant un fleuve, tandis que de la pointe de sa lance s'échappe un oiseau. La porte de droite représente d'une part, Job entouré de ses amis, et d'autre part, la légende de Saint-Christophle portant un homme qui devenait de plus en plus lourd. Ces deux tableaux seraient des façons de symboliser les épreuves par lesquelles doit passer l'alchimiste et d'autre part, la multiplication de la pierre.

Ce n'est pas tout : on a voulu voir dans la façade de la cathédrale, abstraction faite de la flèche qui est plus moderne, la forme d'un Athanor, et dans son profil, la figure d'un sphynx accroupi, très bien proportionné d'ailleurs, et destiné à symboliser, comme le sphynx antique, les mystères de l'initiation et de l'adaptation hermétique.

Et c'est ainsi que les alchimistes auraient multiplié partout leurs allégories.

L'allégorie la plus singulière est la fameuse Table d'Emeraude, faussement attribuée à Hermès, et qu'on retrouve dans tous les traités alchimiques du moyen âge. Elle résume le détail de la préparation de la pierre, comme on le voit très bien d'après le *commentaire de l'Hortulain* (annexé aux Œuvres alchim. de R. Bacon. Lyon, 1557) et elle débute par une affirmation de l'analogie universelle : « Il est vrai — sans mensonge — et très véritable. Ce qui est en haut est comme ce qui est en bas et ce qui est en bas est comme ce qui est en haut, pour faire les miracles d'une seule chose... »

Cette affirmation même, comme le remarque Papus, se présente sous une forme ternaire bien indiquée, comprenant dans chaque phrase, une proposition positive, une négative et une résultante en conclusion.

La Table d'Emeraude représente l'allégorie la plus ingénieuse et la plus complète sur le Grand Œuvre.

Quant à la question de savoir si la transmutation a jamais été réalisée, elle est fort troublante, étant donné un certain nombre de témoignages historiques sur lesquels nous ne pouvons nous étendre ici mais qui se rattachent par exemple, à la conversion et l'affirmation catégorique de savants comme Albert-le-Grand et Van Helmont, ou à l'enrichissement, toujours resté inexplicable, de Nicolas Flamel, avec son histoire mystérieuse du livre d'Abraham le Juif. Nous avons encore, au XVIe et au XVIIe siècles, la curieuse propagande alchimique européenne faite par des adeptes anonymes, avec, pour résultats, des conversions sensationnelles d'adversaires déclarés de l'alchimie, tels que Helvétius, Berigard de Pise, le Prof. Martini de Helmstedt, etc., etc. Au XVIIIe siècle, l'apostolat continua avec le grec Lascaris, et de nos jours, à en croire Chevreul, la croyance à la pierre philosophale est très répandue. Enfin, à l'époque contemporaine, Th. Tiffereau, Edward Brice, Strindberg, Clavenad, le Dr Stephen, H. Emmens, Jollivet-Castelot, L. Lucas, de Vèze, et A. Poisson, ancien étudiant en médecine, se sont signalés comme connaissant ou ayant obtenu le secret de la transmutation. Tout dernièrement en Mars 1912, le " Journal " consacrait un article à M. Verley, qui aurait également pu fabriquer de l'or.

Aussi, la conclusion qui s'impose est que la transmutation n'est pas plus absurde au point de vue historique qu'au point de vue théorique.

Etudions maintenant une autre application de l'alchimie : La Médecine Universelle.

*
* *

b) La Médecine Universelle. — La pierre philosophale, objet de tant de travaux, de tant de peines, devait prendre, aux yeux des alchimistes, une valeur universelle. On chercha à l'appliquer à la réalisation de tout le bonheur humain. Il est probable, à en croire les alchimistes du dix-septième siècle, que l'on obtenait rarement la pierre idéale capable de transmuer 10.000 fois son poids d'or et que, le plus souvent, on ne réussissait à obtenir qu'une pierre beaucoup moins puissante, dont les effets transmutatoires ne rémunéraient pas très largement des dépenses qu'elle avait nécessitées. Peut-être parce qu'il n'était pas donné à tous de s'enrichir par ce moyen, peut-être aussi parce que l'or ne fait pas le bonheur, on pensa à l'utiliser pour acquérir la santé et une longue vie, et c'est la question qui nous intéresse ici. Ajoutons cependant qu'on y chercha la clef d'un bonheur plus relevé, plus durable, plus solide encore que richesse et santé, et, sous le nom de " *Spiritus Mundi* " on en fit l'agent capable d'améliorer, de faire évoluer, de purifier l'esprit de l'homme au point de le mettre en rapports avec la sagesse divine, avec les intelligences supérieures qui occupent les plus hautes sphères de ce monde des idées dont nous avons parlé et dont la " *lumière astrale* " est le substratum.

Tout d'abord, on peut ne voir aucune relation logique entre ces trois propriétés de la pierre philosophale : transmutation, panacée, Spiritus Mundi. Pourtant nous venons de voir que ces trois propriétés correspondent aux trois éléments du bonheur complet : richesse, santé, sagesse. Une relation bien plus logique nous apparaît quand nous cherchons à nous représenter l'essence et le mode d'action de cette fameuse pierre.

Elle est, en effet, une condensation de la vie universelle. Comme nous l'avons vu déjà, cette force vitale universelle, cet agent unique de toutes les vies, cette lumière astrale, imprègne toutes les substances et tous les êtres, mais elle s'y trouve plus ou moins condensée et plus ou moins parfaite selon la nature même de ces derniers. Fabriquer la pierre philosophale, c'est condenser en très peu de substance beaucoup de cette force vitale, qui, d'ailleurs, ne saurait se manifester sans la matière « car il est certain, dit David de Planiscampy, que quoique l'esprit du monde et l'es-« prit de notre corps soient un même esprit, néanmoins « cet esprit ne tombe pas sous nos sens que couvert d'un « vêtement, lequel est toujours en forme de sel ; c'est pour-« quoi les anciens ont, très à propos, parlant de l'esprit « universel, avancé cette maxime : « *In Sole et Sale naturae* « *Sunt omnia.* " » (*Traicté de la vraye, unique, grande et*

universelle Médecine des anciens, dite des recens ou or potable.
Paris, 1633).

Cette substance condensant en elle tant d'énergie vitale fait penser au Radium, surtout si l'on songe que c'est précisément au contact du Radium que des phénomènes de transmutation gazeuse ont été scientifiquement constatés et étudiés. Quand les contemporains, frappés des propriétés inattendues de cette substance nouvelle, ont cherché à tout expliquer par elle, et ont voulu, par exemple, attribuer à la radio-activité les propriétés thérapeutiques des eaux minérales, ils ont fait une généralisation en tous points comparable à celle des alchimistes cherchant une panacée dans leur " ferment métallique ".

Et voilà comment s'explique le fait que l'Alchimie est tout autant la Science de la panacée universelle que celle de la transmutation. Si maintenant nous cherchons à savoir pourquoi on a appelé " *or potable* " cette panacée, il nous semble probable que, par " or " on n'a point voulu entendre le métal lui-même, mais le sens plus général du mot hébraïque " *aour* " qui signifie lumière — et, au point de vue hermétique, " *lumière astrale* ", " force vitale ". — Remarquons d'ailleurs que le dieu égyptien " Horus " symbolisait la lumière solaire et nous pouvons y trouver une étymologie. Si nous ajoutons qu'Horus était dans le ternaire divin d'Egypte, l'homologue d'Hermès, nous comprenons pourquoi Paracelse appelle " *Mercure de vie* " un de ses arcanes. Rapprochons encore de cette racine hébraïque le verbe grec ὁράω, *je vois*; enfin remarquons que les

Français disent *beau comme le jour*, et que les Russes ont la même racine pour exprimer l'idée de lumière éclatante et de beauté (Krassni et prékrassni).

Enfin, les mots latins Aura, Aurora, semblables à Aurum complètent cette étymologie commune d'or et de lumière.

On conçoit, bien entendu, qu'une telle condensation de force vitale puisse revêtir des formes différentes, et qu'à côté de la pierre, il y ait d'autres substances, moins parfaites, sans doute, mais comparables. On a voulu compter parmi celles-ci l'antimoine et nous verrons dans la suite comment cette substance a été le pivot de tant de querelles médicales et le suprême rempart de la iatrochimie.

Au point de vue historique, c'est seulement à partir du XIII⁰ siècle qu'il est vraiment question de la Panacée Universelle, peut-être à cause des tendances métaphysiques de l'époque, peut-être aussi parce qu'auparavant on avait essayé d'obtenir la transmutation directe, sans la pierre (les Grecs par exemple) et que la notion de ce " *ferment de vie* " n'existait pas encore. Jusqu'au XVII⁰ siècle, beaucoup d'auteurs en ont parlé.

Dans son " *opuscule de la Philosophie naturelle des métaux* " Daniel Zachaire décrit ainsi *la façon d'user de l'œuvre divine aux corps humains pour les guérir des maladies.*

« Pour user de notre grand roi pour recouvrer la santé, il en faut prendre un grain pesant et le faire dissoudre dans un vaisseau d'argent avec de bon vin blanc, lequel se convertira en couleur citrine. Puis, faites boire au malade un peu après minuit, et il sera guéri en un jour si la maladie n'est que d'un mois et si la maladie est d'un an, il sera guéri en 12 jours, et s'il est malade de fort longtemps, il sera guéri dans un mois, en usant chaque nuit comme dessus. Et, pour demeurer toujours en bonne santé, il en faudrait prendre au commencement de l'automne et sur le commencement du printemps en façon d'électuaire confit. Et, par ce moyen, l'homme vivra toujours en parfaite santé jusqu'à la fin des jours que Dieu lui aura donnés, comme ont écrit les philosophes. »

Isaac le Hollandais assure qu'une personne qui prendrait chaque semaine un peu de la pierre philosophale, se maintiendrait toujours en santé, et que sa vie se prolongerait « jusqu'à l'heure dernière qui lui a été assignée par Dieu. »

Basile Valentin dit également que celui qui possède la pierre des sages, ne sera jamais atteint de maladies ni d'infirmités « jusqu'à l'heure suprême qui lui a été fixée par le roi du ciel. » On voit que les alchimistes ne se faisaient pas d'illusions trop complètes sur les mérites de cette panacée. Elle était, ou bien un antiseptique général bon contre toutes les infections, ou bien seulement un tonique, mais un tonique puissant.

Jean Rodolphe Glauber (*La Teinture de l'or, traduction de Du Teil, Paris*, 1659) a soin de dire, après avoir donné la recette de préparation de la pierre :

« La force de guérir toutes les maladies lui est justement

« attribuée mais avec différence, car il y a diverses sortes
« de gouttes aux pieds et aux mains, aussi de la pierre et
« de la lèpre, lesquelles sont quelquefois tant invétérées
« qu'elles sont incurables..... C'est pourquoi je ne promets
« pas de guérir indifféremment toutes sortes de maladies
« par aucune médecine, car il n'y a pas d'homme qui le
« puisse, quand bien même il aurait la pierre des philo-
« sophes. »

Puis, il énumère ses principales propriétés thérapeutiques :

« Souventes fois, la pierre de la vessie est rompue et
mise en pièces, quoique très dure et indissoluble avec l'eau-
forte. La teinture d'or guérit aussi la goutte, les calculs
rénaux, la lèpre et la vérole. Associée à des cathartiques
et diaphorétiques, cette teinture guérit les obstructions du
foie, de la rate et des reins. » Il ajoute qu'elle guérit encore
l'épilepsie, la peste, les fièvres, les métrites, les ophtalmies,
et il termine par la posologie « La dose est de III à XII
gouttes, mais aux enfants depuis I, II ou III avec son
propre véhicule, ou avec vin ou bière. »

Mais tous les alchimistes n'ont pas gardé la même réserve,
et les exaltés du Grand Œuvre ont pu, là encore, donner
libre cours aux exagérations de leurs fantaisies. Nous lisons,
dans le livre d'Artéphius :

« ... Moi-même, Artéphius, qui écris ceci, depuis mille
ans ou peu s'en faut, que je suis au monde par la grâce du
seul Dieu tout-puissant et par l'usage de cette admirable
quintessence..... »

Quelques alchimistes se vantaient de pouvoir rendre la jeunesse à des vieillards : Alain de Lisle et Raymond Lulle auraient ainsi prolongé leur vie, mais, chose plus miraculeuse, Nicolas Flamel, après avoir disparu en 1418, ne serait pas mort, à en croire la légende, mais parti aux Indes avec sa femme ; et Paul Lucas, dans le récit de son voyage en Asie Mineure qu'il fit au XVIIᵉ siècle, raconte qu'il trouva à Burnous-Bachi, le dervis des Usbecs, lequel lui affirma que Nicolas Flamel et sa femme étaient vivants, aux Indes, grâce à la pierre philosophale.

c) LA PALINGÉNÉSIE. — La palingénésie est facile à définir par son étymologie : c'est une régénération. Ce n'était pas assez pour l'ambition des alchimistes que la création de l'or et la prolongation de la vie, ils voulurent encore donner cette vie de toutes pièces et reproduire, dans leurs fioles, le grand mystère de la création. C'est à ces tentatives spécialisées au règne végétal, que l'on donne le nom de Palingénésie. Ici, l'alchimie nous apparaît nettement comme la " *Science de la vie* ". Le problème consistait à reproduire des plantes avec leurs cendres. Il a pu être ainsi tenté : brûler une plante, dissoudre ses cendres dans de l'eau et faire geler cette eau de façon à obtenir des efflorescences qui reproduiront plus ou moins, exactement la forme de la plante. Mais on pouvait objecter qu'il ne signifiait pas grand chose et les résultats en étaient fort discutables. Aussi, les alchimistes se sont-ils proposé une réalisation plus parfaite : ils ont voulu obtenir non plus une image de la plante détruite, mais une plante nouvelle et vivante et, pour lui donner la vie, ils ont fait agir sur ses cendres, des substances contenant une force vitale très condensée, comme la pierre philosophale ou mieux comme l'eau de rosée ; celle-ci étant une condensation de la vapeur qui remplit le ciel et qui a été dynamisée par les effluves vivifiantes des astres devait être imprégnée, selon eux, du " *Spiritus mundi* " et de l' " *Ether* ", c'est-à-dire de la force vitale conservatrice du souvenir des formes, et tendant à leur réalisation. C'est ainsi que le R. P. Kircher, dans son " *Mundus Subterraneus* " donne la recette suivante pour pratiquer la palingénésie :

1º Prendre quatre livres de graines bien mûres d'une plante, les piler dans un mortier et mettre le tout dans un flacon de verre bien propre, de la hauteur que doit avoir la plante en question. Bien boucher et conserver en un lieu tempéré.

2º Puis choisir un soir où le ciel est très pur et exposer, dans un large bassin, les graines pilées à la rosée de la nuit. Les remettre dans leur flacon le matin. En même temps, tendre, sur quatre pieux dans un pré, un linge bien propre, sur lequel on pourra recueillir huit pintes de rosée : La rosée sera conservée dans un récipient spécial.

3º Quand on a assez recueilli de rosée, filtrer et distiller. puis calciner le résidu. On dissout ce résidu *calciné* dans le produit de la distillation et on verse le tout dans le flacon aux graines pilées, on achève de le remplir avec un mélange de verre pilé et de borax, et on bouche.

4º On met ce flacon pendant un mois dans du fumier de cheval.

5º Ensuite, on verra, au fond du flacon, les graines qui seront devenues « *comme de la gelée* ».

6º Il s'agit alors d'exposer, durant l'été, ce flacon bien bouché, au soleil pendant le jour, à la lune pendant la nuit, seulement quand le temps sera beau.

Au bout de deux mois à un an, la matière s'épaissit tellement qu'elle forme une poussière bleuâtre. Il suffit alors d'exposer le flacon à une chaleur douce pour voir s'élever le tronc, les branches et les feuilles de la plante, et on peut recommencer autant de fois qu'on le désire.

Il paraît que cette expérience aurait réussi si nous en croyons Guy de Labrosse qui, dans son livre " *De la Nature des plantes* " (*Paris*, 1664. *IV, p.* 44) rapporte l'histoire suivante qu'il emprunte d'ailleurs à Quercetanus :

« Un certain Polonais savait renfermer les fantômes
« des plantes dedans des fioles, de sorte que, toutes les
« fois que bon lui semblait, il faisait paraître une plante
« dans une fiole vide. Chaque vaisseau contenait sa plante :
« au fond était un peu de terre, comme cendres. Il était
« scellé du sceau d'Hermès. Quand il voulait l'exposer
« en vue, il chauffait doucement le bas du vaisseau : la
« chaleur, pénétrant, faisait sortir du sein de la matière,
« une tige, des branches, puis des feuilles et des fleurs,
« selon la nature de la plante dont il avait enfermé l'âme.
« Le tout paraissait aussi longtemps aux yeux des regar-
« dants que la chaleur excitante durait ».

Quercetanus lui-même, dans son " *Grand Miroir du Monde* " (*Lyon*, 1593) raconte, en vers, la même chose :

J'ay beaucoup de tesmoins encore pleins de vie,
Que les formes ont veu de mainte et mainte Ortye
Dans le salé lescif de leur cendre escoulé,
Lescif qui par le froid s'estant un jour gelé,
Dans son crystal glacé tellement représente,
Racine, feuille, tige et fleur de ceste plante,
Que l'œil discerne tout, la reconnait soudain.

. . . .

Paracelse (*De Nat. Rerum Lib, IV*) donne le moyen d'obtenir la résurrection et la restauration du bois brûlé, en ajoutant toutefois que c'est une opération très difficile.

De nombreux auteurs se sont encore occupés de cette question. Ce sont : Libavius (*Syntagma Arcanorum Chimiæ*), Daniel Major (*traité de Palingénésie*), le jésuite Ferrari, Jean Fabre, Digby (*De la végétation des plantes*), Gaffarel (*Curiosités inouïes*).

Enfin, Coxe, en Angleterre, aurait fait de très curieuses expériences.

De nos jours, Stéphane Leduc a essayé de produire artificiellement la cellule vivante, et il a obtenu des productions osmotiques ayant la forme, la structure cellulaire, vasculaire et générale des végétaux, capables en outre de se nourrir, c'est-à-dire d'absorber certaines substances dans le milieu où elles sont plongées, de les transformer, de les assimiler et de rejeter dans le même milieu les déchets de la réaction. Ces productions grandissent, se développent, se compliquent, puis cessent leur croissance, s'affaissent, épaississent leur membrane (véritable sclérose) et meurent. Ces productions ont encore la faculté d'organisation et de différenciation. Stéphane Leduc en donne une description complète ainsi que le moyen de les obtenir dans son livre " *Théorie Physico-Chimique de la Vie* " (*Paris*, 1910).

d) L'HOMUNCULUS. — Ici, l'ambition de l'alchimiste atteint son summum. Il s'agit d'imiter l'œuvre la plus parfaite de la création et de produire l'homme de toutes pièces. C'est le couronnement logique du Grand Œuvre, l'accomplissement du travail de Prométhée, c'est-à-dire la reproduction intégrale, par la science de tout ce qu'a fait la toute-puissance de la Nature : rêve insensé, assurément, mais qui ne manque pas de grandeur. Cette conception de l'homme artificiel nous choque beaucoup plus, a priori, que l'idée de la transmutation, mais aux hommes imbus des théories alchimiques que nous avons essayé de résumer, elle apparaissait comme naturelle et raisonnable. En fait, une telle entreprise se rapprochait bien près de la Magie et s'éloignait beaucoup de la chrysopée plus matérielle des faiseurs d'or : des considérations toutes mystiques y intervenaient et c'était surtout le chapitre de la Genèse où il est dit que Dieu fit Adam du limon de la terre, alors que ce mot " *adam* " signifie en hébreux " *terre rouge* ". Il s'agissait donc, dit E. Lévi, de retrouver la terre adamique qui est le " *sang coagulé de la matière vivante* " (comme les métaux sont le sang coagulé de la matière minérale) et d'y appliquer *" le feu secret "*, c'est-à-dire la force vitale qui allait la développer.

Il n'est, certes, pas absurde de croire à l'influence des causes chimiques sur les phénomènes biologiques, et Yves Delage même aurait réussi à féconder, par des moyens absolument chimiques, des œufs d'animaux marins. C'est d'ailleurs, une tendance de la science actuelle d'essayer d'expliquer toute la vie par des toxines, des ferments et du chimiotactisme.

Pourtant, le problème de l'homunculus ne devait avoir d'autre résultat que d'alimenter les contes merveilleux des romanciers et des poètes. C'est ainsi que, dans le *second Faust de Gœthe* qui est une œuvre si curieuse et si pleine de doctrines alchimiques, l'Homunculus est un personnage fort intéressant, qui raisonne étrangement bien au fond de son bocal.

On y a beaucoup cru, avec la naïveté mystique du moyen âge, on a même indiqué la recette de fabrication, et Paracelse (*De natura rerum*) la rapporte fidèlement : Il suffit de placer une fiole contenant du sperme dans le corps d'un cheval en putréfaction.

« *Ut autem id fiat, hoc modo procedendum est : Sperma viri per se in cucurbita sagillata putrefiat summa putrefactione ventris equini per 40 dies, aut tamdiu donec incipiat vivere et moveri ac agitari, quod facile videri potest* ».

Lusitanus rapporte que Julius Camillus avait, dans une fiole, un petit homme haut d'un pouce, qu'il avait fabriqué par des moyens alchimiques. On fit une légende semblable autour du nom d'Albert le Grand : il aurait réussi, selon quelques chroniqueurs, à fabriquer un homunculus, après trente ans de travaux, et cette étrange créature raisonnait si bien, que St-Thomas d'Aquin, à qui il voulait tenir tête, brisa sa fiole d'un coup de bâton et le réduisit à néant. Il s'agissait là d'une allégorie qu'E. Lévi explique ainsi dans son *Histoire de la Magie* :

« Albert le Grand n'avait commis ni le crime de Tantale,
« ni celui de Prométhée, mais avait achevé de créer et
« d'armer cette théologie purement scholastique issue des
« catégories d'Aristote et des sentences de Pierre Lom-
« bard. St-Thomas d'Aquin brisa d'un coup tout cet
« échafaudage de paroles par la proclamation de l'empire
« éternel de la raison... Aristote, galvanisé par la scholas-
« tique, était le véritable homunculus d'Albert le Grand ».

Quoi qu'il en soit, cette question de l'homunculus achève de montrer l'Alchimie sous son vrai jour : le grand Œuvre qu'elle poursuit est le problème même de la vie, « c'est la recherche du point central de transformation où la lumière (astrale) se fait matière et se condense en une terre qui contient en elle le principe du mouvement et de la vie » et si nous avons déjà pu dire que l'alchimie était la chimie intégrale, nous pouvons maintenant ajouter qu'étant la Science suprême de la vie, elle constitue également une « *Médecine intégrale* » et c'est à ce point de vue qu'elle est surtout capable de nous intéresser.

***

IIe PARTIE

HISTORIQUE

Les Origines

Il est courant de dire que l'Alchimie est apparue au Moyen Age. Si cette affirmation est exacte au point de vue philologique, elle est absolument erronée en ce qui concerne les théories et les idées qui constituent cette doctrine. A ne considérer, par exemple, que la transmutation métallique, il est bien évident que les premiers artisans qui travaillèrent les minerais, frappés par les transformations que provoque l'action réciproque des corps mis en présence, n'ont pas dû tarder à concevoir l'espérance de faire de l'or et, par ce moyen, d'acquérir la richesse. Ces idées, d'ailleurs, s'accordaient facilement avec les notions mystiques et les dogmes religieux tels que les transformations des dieux égyptiens, de Brahma, de Jupiter et, plus tard, la transsubstantation et les mystères des nombres. Aussi, les premières recherches dans cette voie furent-elles l'œuvre des prêtres et des initiés des temples, et ainsi s'élabora une science secrète, extrêmement ancienne, qui ne devait se révéler à tous qu'à l'avènement du christianisme, c'est-à-dire à la fin du paganisme qui l'avait enfantée. Dans les manuscrits grecs, elle porte le nom " Science sacrée " (ἐπιστήμη ἱερά).

LÉGENDES. — Son origine est tellement ancienne qu'elle a donné lieu à quelques légendes. C'est ainsi qu'on l'a rattachée à Enoch, fils de Caïn, et on a attribué à ce dernier un ouvrage apocryphe, composé en réalité un peu avant l'ère chrétienne " Le livre d'Enoch ".

Selon d'autres (*Zosime, cité par Georges le Syncelle*), certains anges, les Eggrégores et surtout leur dixième roi, Haexel, épris d'amour pour les filles des hommes, descendirent sur la terre et leur enseignèrent les œuvres de la Nature. Cette indiscrétion leur valut d'être chassés du ciel, et de leur union avec les femmes naquit la race des géants.

Une autre légende attribue cette science à Tubalcain, que quelques auteurs ont regardé comme le Vulcain de l'Histoire profane, et qui aurait été le huitième homme après Adam.

Enfin, d'autres l'attribuent à Cham, fils de Noé, qui pratiqua en Egypte la science du feu et fut le premier chimiste.

CHINE. — Quoi qu'il en soit, on retrouve, en Extrême-Orient, l'idée de la transmutation. Au IIIe siècle de notre ère, l'alchimie était cultivée en Chine par les moines de la Secte " Tao " sous la dynastie des " Ou ". Dans un livre chinois intitulé " Tsaï-y-chi ", on lit qu'un vieux savant avait changé des racines et des terres en or. Dans les Annales de Song (*Mémoires concernant la civilisation chinoise, par les missionnaires de Pékin, t. II, p. 493*), on lit que " Yang-Kïaï ", sur la croyance que l'on pouvait changer les pierres et les tuiles en or, quitta ses emplois pour travailler au Grand Œuvre.

Il est fort possible que ces idées originaires de Chine aient passé de la Chine à l'Inde, de l'Inde à l'Assyrie, à la Chaldée, à l'Egypte.

EGYPTE. — C'est là, en effet, qu'elles commencent à apparaître clairement. Berthelot (*Origines de l'Alchimie*) a prouvé que les papyrus de Leyde, tirés d'un tombeau thébain, confirment bien cette origine égyptienne. C'est ainsi que le signe alchimique qu'emploient les Egyptiens pour désigner l'eau est identique à son hiéroglyphe, de même pour l'or ; et enfin la notation du mercure est à rapprocher de la représentation ordinaire de Thôt (Hermès Trismégiste) avec la tête surmontée d'un disque et de deux cornes en croissant. Enfin les noms des dieux, des hommes, des mois, des lieux, les allusions de tout genre, les idées et les théories exposées dans les manuscrits et les papyrus correspondent avec une grande précision à ce que nous savons de l'Egypte de cette époque.

La tradition veut que le roi Thôt, divinisé, soit le père de toute la Science hermétique. Les Egyptiens en ont fait le représentant de la Sagesse, de la Raison, le protecteur des lois. Dans les inscriptions de la dernière dynastie, on voit qu'il est appelé " Dieu-Un, créé de lui-même "·

Il est encore " Cœur de Râ " ou " Langue de Râ ". Il est juge des deux dieux combattants (Horus et Set). Il est " prince des livres ", " scribe des dieux ". En un mot, il est le symbole de l'Intelligence divine, la pensée incarnée, le type primitif du " Λογος " de Platon et du " Verbe " des chrétiens.

Son nom réel est Tehut ou Tehuti et dérive du mot " Tehu " qui signifie Ibis. Il est, en effet, représenté avec une tête d'ibis, c'est-à-dire de l'oiseau qui paraît quand le Nil va déborder et qui a, par conséquent, la notion de l'avenir.

Il avait son temple à Khemennu (Hermopolis) où l'on honorait également son épouse, Nehe-Maut, et il était considéré comme le chef d'un groupe de huit divinités (en *quatre* couples, mâles et femelles, positives et négatives, actives et passives). Enfin, son culte se serait étendu dans les Sociétés helléniques comme le rapportent des papyrus magiques grecs (prières adressées à Hermès).

Sous le nom de Thôt ou Hermès, on a organisé toute une encyclopédie comprenant, selon Jamblique (*de Mysteriis Aegypt. VIII-1*) 20.000 volumes. — D'après Clément d'Alexandrie, il n'y avait que 42 livres d'Hermès « dont « les six derniers, dit-il, qui ont trait à la médecine et « traitent de la constitution du corps, des maladies, des « instruments, des remèdes, des yeux et enfin des femmes. « Ils sont l'objet de l'étude assidue de ceux qui portent « le manteau », c'est-à-dire des médecins. (*Stromates VI-4*).

Nous ne connaissons que quelques ouvrages écrits en grec qui lui sont attribués, parmi lesquels le Poïmandrès qui semble être une production de l'école des Thérapeutes d'Egypte. Quant à la Table d'Emeraude qu'on lui a également attribuée, nous avons vu ce qu'il faut en penser.

Ce qui est surtout intéressant à considérer, dans les légendes relatives à ce personnage, c'est la réunion en lui de la science secrète des temples avec la médecine. C'est ainsi que parmi ses huit disciples figure " Nefer-Tem " ou " Imhotep " que les Grecs appelèrent Imouthés ou Imuth et qu'ils identifièrent avec leur Asclépios. Le nom Imhotep (I-em-hetep) signifie " celui qui vient en paix ". Il était spécialement le dieu de la médecine, le dieu qui envoie le sommeil à ceux qui sont dans la souffrance. Son temple était à Memphis.

Les Egyptiens auraient été très versés dans l'art des transmutations puisque, vers 290, Dioclétien fit brûler une foule de leurs livres d'alchimie afin qu'ils ne puissent s'enrichir par cet art et se révolter contre les Romains. Les papyrus de Leyde ont échappé à cette destruction. Berthelot et Ruelle (*Collection des anciens alchimistes grecs. Paris*, 1888) les ont soigneusement étudiés. Ils ont été conservés à Thèbes avec une momie et proviennent d'une collection d'antiquités égyptiennes réunies au début du XIXe siècle par le chevalier d'Anastasi, vice-consul de Suède à Alexandrie. Ils sont fortement imprégnés de gnosticisme juif. C'est ainsi que le papyrus V contient les noms de " Sabaoth, Adonaï, Abraham ". Il y est question du serpent ouroboros.

Berthelot a montré que les recettes alchimiques indiquées étaient de simples procédés d'imitation destinés à donner un métal comparable à l'or mais différent. Il ne s'agit donc pas ici de transmutation au sens réel du mot.

Au point de vue médical, les Egyptiens avaient une grande réputation, si l'on en croit Homère (*Odyssée IV-227*) qui signale les médecins d'Egypte comme étant de la race de Pœon et surpassant en habileté le reste des hommes. Nous savons, par exemple, que Nechepsos, qui aurait régné dans la 26e dynastie de 667 à 661 avant J.-C., a fait un grand ouvrage de médecine dont Galien cite le 14e livre. Il est curieux de constater que certaines de ses recettes sont basées sur le principe des semblables si en honneur au moyen âge, et c'est ainsi que pour la guérison des calculs vésicaux, il préconise la pierre *Técolithos* broyée et appliquée sur le bas-ventre. Il la recommande encore pour les tophus de la goutte, et la terre d'Arménie lui sert à guérir les " mélancholiques ", peut-être parce qu'elle a la couleur de la bile (*Aetius II-XIX*). Enfin, selon Hérodote (*II-77*), les Egyptiens du Delta avaient grand soin d'entretenir leur santé par des vomitifs et des lavements car, comme prétend aujourd'hui le Prof. Metchnikoff, « ils étaient persuadés que la plupart de nos maladies viennent des aliments que nous prenons ».

Remarquons que les Egyptiens croyaient que chaque corps humain renferme un double, sorte de copie fluidique de l'être qu'il anime et qu'il quitte après la mort. En outre, ce double avait la propriété de s'extérioriser partiellement et une bonne partie de la médecine égyptienne consistait à agir sur ce double extériorisé, au moyen de différentes pratiques purement magiques. Nous retrouverons cette notion du corps fluidique au moyen âge.

Enfin, s'appuyant sur le témoignage d'auteurs arabes, Kircher (*Œdipus Aegyptiacus, Rome, 1652*) prétend que les Egyptiens recherchaient déjà la Panacée Universelle. D'après le même auteur (*Œd. Aeg. T. III, ch. IX*), à côté de la médecine physique par les drogues, dont le choix était réglé par la théorie des signatures (voir plus loin), il y avait deux autres modes de thérapeutique : l'une, appelée " *Eucheticum* ", employait les prières et les incantations et correspondait à ce que sera la médecine mystique du Moyen Age et celle des Rose-Croix ; l'autre, " *Amuletarium* ", se proposait d'utiliser les influences des astres concentrées et en quelque sorte fixées sur des *talismans*. Nous verrons que c'est là le fondement de toute la médecine hermétique.

Grèce. — De l'Egypte, l'Hermétisme devait très rapidement passer en Grèce puisque, avant Platon et Aristote, la plupart des auteurs des systèmes philosophiques en Grèce étaient des initiés des temples de Memphis, Thèbes et Héliopolis. Tels sont Thalès, Pythagore et Démocrite. Thalès, de l'école Ionienne, vécut au VIIe siècle av. J.-C. Il admit que le principe de toute matière est unique, et il pensa qu'il résidait en l'eau. Anaximène (VIe s.) attribua le même rôle à l'air. Cette tendance à l'unité est caractéristique de l'Hermétisme. Pourtant, les philosophes grecs finirent par penser qu'un élément aussi concret ne pouvait pas être le principe de toutes choses. Parménide et Héraclite (VIe s.) enseignèrent que le feu est l'essence de toute vie. Mais ce n'est qu'avec Empédocle (Ve s.) qu'on voit enfin se préciser la théorie des quatre éléments, théorie qui devait durer jusqu'à la fin du XVIIIe siècle. Remarquons, d'ailleurs, que cette théorie n'exclut pas du tout l'idée de l'unité de la matière, car Pythagore soutient que les quatre éléments sont susceptibles de se transformer les uns dans les autres. Platon précise davantage (*Timée*) avec la notion de l'éther et il admet comme matière première unique cet éther qui n'est ni feu, ni air, ni terre, ni eau, mais qui est capable de revêtir toutes ces formes. Il établit donc définitivement la théorie de l'alchimie sur la matière.

Il est plus difficile de préciser à quel moment les Grecs ont passé de la théorie à la pratique et essayé la transmutation. On a voulu voir, dans certaines de leurs légendes, des allégories alchimiques. C'est ainsi que le lexicographe Suidas, au mot Δέρας dit que la toison d'or rapportée de Colchide par l'expédition des Argonautes n'était qu'un livre de parchemin contenant le secret de faire de l'or au moyen de la chimie (περιέχον ὅπως δεῖ γίνεσθαι διὰ χημείας χρυσόν). C'est encore ainsi que le mythe de Jupiter se transformant en pluie d'or serait pour Pernetty (*Fables égyptiennes et grecques. Paris, 1786*) une allusion à la distillation de l'or des philosophes. Plutarque lui-même voit dans la théogonie des Grecs la Science de la Nature cachée sous une forme symbolique. Il ajoute que, par Latone, on entend l'eau, par Junon, la terre, par Apollon, le soleil, par Jupiter, la chaleur, etc.

Le médecin grec Dioscoride aurait fait le premier une allusion directe à l'alchimie en écrivant : « Quelques-uns rapportent que le mercure est une partie constituante des métaux ». Les manuscrits vraiment alchimiques, dont Berthelot a donné la traduction et le texte, sont d'une époque relativement récente. Tel est le manuscrit A. fol. 196 sur l'Ouroboros. On y lit ceci :

« Voici le Mythe : le Serpent Ouroboros, c'est la composition qui, dans son ensemble est dévorée et fondue, dissoute et transformée par la fermentation. Elle devient d'un vert foncé et la couleur d'or en dérive. C'est d'elle que dérive le rouge appelé couleur de cinabre ; c'est le cinabre des philosophes.

« Son ventre et son dos (au serpent) sont couleur de safran ; sa tête est d'un vert foncé ; ses quatre pieds constituent la tétrasomie ; ses trois oreilles sont les trois vapeurs sublimées.

« L'un fournit à l'autre son sang et l'un engendre l'autre ; la nature réjouit la nature, la nature charme la nature, et cela non pas pour telle opposée à telle autre, mais pour une seule et même nature procédant d'elle-même par le procédé chimique et avec grand effort... »

En tous cas, nous voyons, par les documents que nous

possédons, que les Grecs n'ont jamais réalisé de transmutation véritable, mais ils prenaient pour telle certaines réactions chimiques dont Berthelot a donné l'explication.

Ajoutons que la science des nombres, introduite par Pythagore, s'était considérablement développée. Il y avait déjà les sept métaux des sept planètes, conformément à la tradition, avec cette différence pourtant qu'on a longtemps attribué à Mercure l'Electrum ou Assem (mélange d'or et d'argent) au lieu de l'Hydrargyre. Le papyrus W de Leyde donne la liste correspondante des sept parfums et des sept fleurs. C'est par cela que l'alchimie a commencé à se rattacher à l'Astrologie et à la Magie.

Naturellement, la médecine grecque devait s'inspirer de ces théories. Nous en voyons avec Hippocrate, une belle application.

Hippocrate passe pour avoir été le dix-septième représentant des Asclépiades dont Esculape aurait été le fondateur. Il est né à Cos, en 460 et mort en 370 av. J.-C. Il est le fondateur de la médecine humorale en tous points comparable à la théorie des philosophes précédents sur la constitution de la matière. Pour lui, l'organisme tout entier est formé de quatre éléments : le sang, la pituite, la bile jaune et l'atrabile. Mais à ces quatre éléments s'ajoute un principe unique qui les pénètre tous : l'esprit, aériforme ou " Enormon ".

De la qualité et de la proportion de ces quatre éléments dépend la santé. Les maladies tiennent à l'excès, au défaut ou à la corruption d'un ou de plusieurs de ces éléments.

La thérapeutique d'Hippocrate fut extrêmement sobre et même pauvre. Il posait le principe de la " Natura Medicatrix ", et ne prescrivait guère que des régimes diététiques. Il ne fallait pas ajouter beaucoup à cette conception pour arriver, avec Hahnemann, à l'Homœopathie.

Ses élèves, Hiérophile et Erasistrate, continuèrent selon ses doctrines qui furent bientôt remplacées par celles d'Asclépiade (Ecole d'Alexandrie) et de Thémison, sur le " *strictum* " et le " *laxum* " et inspirées directement de la conception atomistique de Démocrite. Il faut attendre jusqu'à Athénée pour retrouver un système inspiré, comme celui d'Hippocrate, des conceptions chimiques ou alchimiques du temps. — Athénée, fondateur de l'école Pneumatiste,. au lieu des éléments concrets d'Hippocrate, admet quatre qualités : le chaud, le froid, l'humide, le sec : et, au-dessus l'Esprit, cause de conservation de toutes les parties du corps humain qu'il pénètre à l'état normal. Cet esprit (Πνευμα) est un principe bimorphe, émané de l'éther universel, c'est-à-dire, en somme, une émanation, doublement polarisée, de la lumière astrale, et cette conception est absolument conforme à ce que nous savons de la doctrine hermétique.

L'idée d'une médecine universelle existait aussi chez les Grecs, puisqu'il existe un traité apocryphe attribué à Ostanès le Mage, et cité par Berthelot, dans lequel il est question d'une " *Eau divine* " douée de propriétés merveilleuses :
« Elle guérit toutes les maladies ; par elle, les yeux des
« aveugles voient, les oreilles des sourds entendent, les

« muets parlent. » Cet Ostanès aurait été le maître et l'ini-
tiateur de Démocrite et aurait vécu à l'époque d'Hippocrate ; Hérodote (VII-LXI) et Pline en parlent comme d'un
compagnon de Xerxès.

Au IIIe siècle avant notre ère fut fondée l'Ecole
d'Alexandrie par laquelle les médecins grecs purent prendre
un contact direct et permanent avec les médecins d'Egypte,
et alors, la médecine grecque, jusque-là toute dogmatique
se mélangea à l'empirisme compliqué des Egyptiens, qui
ne tarda, d'ailleurs, pas à prévaloir avec Sérapion. Les
médicaments se multiplièrent à l'infini.

Le Serapeum de Memphis dont Mariette a retrouvé l'em-
placement, fut un des plus grands centres médico-alchimiques. En effet, « la parenté étroite qui a toujours existé
entre la préparation des médicaments et les études chimiques, nous explique pourquoi les alchimistes le regar-
daient comme leur plus vieux laboratoire » (*Berthelot*).

La médecine grecque était fort imprégnée des doctrines
astrologiques et, en même temps, de la science des nombres,
comme on peut en juger par la " Sphère de Démocrite ",
inscrite dans le papyrus V de Leyde et par les deux " Cercles de Petosiris " cités par Berthelot (*Coll. Alch. grecs*).
C'est principalement par l'intermédiaire de Pythagore que
cette science des nombres aurait été importée d'Egypte :
On se servait des tables astrologiques pour tirer un pronostic d'après le jour où le malade s'était alité. Cette combinaison de l'astrologie à la médecine devait n'occuper qu'un
rôle assez secondaire cependant, et, si elle s'est prolongée

chez les Arabes, elle devait trouver peu de succès dans la médecine romaine, moins spéculative.

Gréco-Romains. — L'extension de la médecine grecque à Rome est résumée par Galien (131-201) qui, né à Pergame, élève de l'École d'Alexandrie, devint à Rome médecin des empereurs Marc-Aurèle, Verus et Commode. Lui aussi pratiqua l'astrologie puisque, dans son livre " *De diebus decretoriis* " (*lib. III cap. VI*), il déclare avoir vérifié l'influence de la lune sur le pronostic. Mais son rôle essentiel fut de systématiser Hippocrate et de le fixer dans des dogmes qui devaient subsister longtemps. Disciple d'Aristote, il devait faire surtout la philosophie de la médecine, et la philosophie a priori. En effet, au lieu des quatre éléments d'Hippocrate (Feu, air, eau, terre), il ne voulut, comme les Pneumatistes, ne considérer que quatre qualités abstraites (chaud, froid, humide, sec). Il développa la théorie des quatre humeurs opposées deux à deux, le sang chaud et humide étant l'inverse de l'atrabile, froide et sèche, et la pituite, froide et humide, l'inverse de la bile chaude et sèche. Les quatre humeurs, selon leurs proportions réciproques, formaient les quatre tempéraments : sanguin, nerveux, phlegmatique, bilieux — avec Athénée, il admit l'esprit vital. — Les maladies étaient dues au défaut de proportion entre ces quatre humeurs dans nos organes et il appela " intempéries " ces causes morbides. Remarquons que pour lui, la maladie a une cause toute matérielle et qu'il ne fait jouer aucun rôle en pathologie à l'esprit vital qui deviendra, au contraire, au moyen âge, l'agent essentiel sur lequel on essayera d'agir avant tout.

Romains. — Avec Galien, la médecine traditionnelle était arrivée à Rome. Elle fut pratiquée par Celse qui vécut à la fin du Ier siècle de notre ère et qui n'y ajouta pas grand chose. Mais peu après vint Cœlius Aurelianus qui essaya de remettre en honneur le système de Thémison sur le " *strictum* " et le " *laxum* ", d'ailleurs sans aucune originalité.

A ce propos, il est à remarquer que ce système, en apparence si différent du précédent, peut néanmoins avoir été inspiré par les théories hermétistes, partout en honneur dans l'antiquité. Seulement, au lieu de considérer le mode de manifestation extérieure des choses qui s'exprime par un quaternaire (quatre éléments, quatre humeurs), ce système s'appuie sur l'équilibre des deux principes constituants, lesquels représentent des qualités abstraites (principes actif et passif, mâle et femelle, soufre et mercure). C'est pourquoi nous en retrouverons les traces au moyen âge.

Au milieu du IIe siècle, nous assistons à Rome à un fait curieux : les philosophes païens, pour pouvoir lutter contre le christianisme naissant, dévoilent publiquement les théories mystiques des temples, restées jusque-là secrètes, et produisent ainsi un mouvement mystique qui, combiné avec celui de leurs adversaires chrétiens, viendra, après une très longue incubation, se manifester dans les monastères et fournir un aliment aux spéculations du moyen âge. Parmi ces philosophes, citons Plotin, disciple d'Ammonius, qui aurait dit, en mourant : « Je vais ramener ce dieu qui est en moi au dieu qui est l'âme du monde » — et son disciple Porphyre, à qui nous devons une définition parfaite du " corps astral " des auteurs modernes : « L'âme est associée à un certain fluide, subtil, aérien, qui rend possible l'union de l'âme immortelle avec le corps matériel. » Puis, Jamblique, le Néoplatonicien, disciple du précédent (fin du IIIe siècle) qui, pour défendre le paganisme, écrivit un ouvrage " *Sur les Mystères de l'Egypte* ". Il écrivit par exemple cette proposition que nous verrons développée au XIIIe siècle : « Le monde est un animal unique dont toutes les parties, quelle qu'en soit la distance, sont liées entre elles d'une manière nécessaire. » Il acheva de compléter la théorie de ses maîtres, Plotin et Porphyre, sur le ternaire en général et sur les trois " *hypostases* " divines en particulier.

Cette philosophie, que devait continuer Proclus au Ve siècle, inspirée directement de la tradition hermétique des vieux temples, ne devait pas disparaître à tout jamais devant l'intolérance et les persécutions des chrétiens devenus dominateurs. Nous la verrons refleurir au moyen âge et durer même jusqu'à nos jours.

Les Arabes. — Lorsqu'après l'époque de Galien, la médecine grecque commença à décliner, un peuple nouveau devait, après les Romains, en recueillir les restes, les conserver et les apporter plus tard en occident : c'était le peuple arabe.

Dès la plus haute antiquité les Arabes auraient fait des incursions en Egypte et auraient pu en rapporter des notions scientifiques, mais c'est par l'école d'Alexandrie que devait se faire cette transmission. La destruction de la grande bibliothèque par Dioclétien n'avait pas fait disparaître tous les savants, ni tous les livres, et Alexandrie resta un centre d'enseignement même après que les Arabes eurent définitivement pris possession de l'Egypte.

Lorsque le Khalife Monavia transporta sa résidence en Syrie, les Ecoles de Bagdad et de Damas remplacèrent définitivement celle d'Alexandrie, mais la Syrie étant à ce moment remplie de Grecs, l'influence de ces derniers continua de se faire sentir. Aux IX^c et X^c siècles, à l'époque des Abassides et plus particulièrement d'Haroun-al-Rachid, ces écoles prirent un grand développement et produisirent un nombre considérable de traductions des médecins grecs. Jusqu'à cette période, les Arabes ne firent que s'assimiler la science étrangère et ne produisirent rien d'original.

En même temps que la médecine, et au même titre, l'alchimie devait les intéresser. Les Arabes furent plus des pharmaciens que des médecins et leur étude approfondie de la matière médicale devait les rapprocher de l'alchimie. Mais ce n'est pas seulement les études scientifiques qui devaient contribuer à la propagation de l'art d'Hermès ; Berthelot fait remarquer que les traditions techniques et industrielles, alliées à des pratiques mystiques durent avoir un rôle considérable à ce point de vue. Aussi, dès la fin du sixième siècle en trouvons-nous des traces : c'est tout d'abord un philosophe chrétien d'Alexandrie, Adfar, dont la réputation comme hermétiste fut telle qu'un jeune Romain,

Morienus, quitta sa famille pour aller à Alexandrie se faire son disciple. A ce moment, Calid, gouverneur en Egypte, s'intéressait aux mêmes études. Ce fut Morienus qui l'initia. — Ebn-Khallican rapporte que Calid était savant dans la médecine et dans l'alchimie : c'est pour se consoler d'avoir été écarté du khalifat par son père, Merouan, qu'il se consacra à ces sciences. — Il vécut de 668 à 704 et il nous reste de lui plusieurs œuvres (*le Paradis de la Sagesse, le Secret des Secrets, Entretiens avec Morienus*).

D'autres grands personnages se signalèrent dans le même sens : tel est Djafar-es-Sadik (*ou le Véridique*) (669-765) qui est surtout célèbre par son élève Geber. Géber dont l'histoire nous est mal connue, fut le premier qui essaya véritablement un système médical basé sur l'hermétisme : il reconnait quatre éléments dans la nature et quatre humeurs dans le corps humain. Dans son " *Serment des Serments* " il dit que « Toute chose a son opposé qui est son antagoniste. Ainsi le chaud est opposé au froid et le sec à l'humide ; ainsi la bile est l'opposé de la pituite et le sang de l'atrabile ». Il adopte en pathologie la théorie humorale, mais il traite par les contraires. C'est ainsi que pour les affections bilieuses, il recommande les substances mucilagineuses (courges, psyllium) ; pour les affections du sang, des substances froides et sèches (vinaigre, grenadier) ; pour celles de l'atrabile, l'oignon et l'eau au miel ; et pour celles de la pituite, le castoreum, l'opoponax et l'assa fetida. Il écrivit beaucoup : son livre *Kitab-el-Khalis*, qui semble être l'original de la traduction latine " *Summa Perfectio-*

nis '' est l'exposé général de la théorie des transmutations. Une édition latine de Berne (1545) a réuni une partie de ses œuvres alchimiques. Il mourut en 776, laissant trois élèves directs : El Kharquy, Ebn Aïadh, et Ikhmimy. Citons comme autres médecins alchimistes de l'époque D'Houlnoun, Abou Karan, Abou-Bekr, etc.

Mohammed ben Zacharia naquit dans la seconde moitié du IXe siècle à Rey, en Perse, d'où son nom de Razy — ou Rhazès. Il devint si célèbre qu'on lui confia le fameux hôpital de Bagdad. Il écrivit beaucoup ; son '' *Continent* '' représente la partie médicale de ses œuvres. En alchimie, il aurait écrit plusieurs livres : *Sur la probabilité de l'alchimie — Sur la pierre jaune — Sur l'or et l'argent — Sur l'arsenic.* — Le principal est un livre en douze chapitres '' *Sur la certitude de l'Alchimie* ''. On raconte qu'il le dédia au prince El Mansour et reçut en échange mille pièces d'or. Puis, le prince ayant voulu voir Rhazès à l'œuvre, il se mit en frais pour des expériences qui ne réussirent pas. Là-dessus, El Mansour se serait emporté jusqu'à frapper à la tête Rhazès qui, à la suite de ces mauvais traitements, aurait contracté la cataracte (!) Il est vrai qu'une autre tradition attribue cette cataracte à ce qu'il avait *mangé trop de fèves.* — Il mourut en 922.

En même temps que lui vécut, à Bagdad, Alfaraby, médecin alchimiste qui fut professeur et vécut à la cour du prince d'Alep. Il mourut à Damas en 950.

Le grand successeur de Rhazès fut Avicenne (780-1036). Son nom réel fut : Abu Ali El-Hosseïn ben Abdallah ben El

Hosseïn ben Ali el Cheikh el Beïs Ibn Sina. Il eut une carrière brillante mais agitée. Il voyagea beaucoup, fut nommé vizir de l'émir Chems ed Davla, puis, après la mort de ce dernier, et une captivité de quatre mois, se réfugia auprès de l'émir Ala ed Davla où il mourut, tué par des excès de tous genres : alcooliques, vénériens, intellectuels peut-être, et thérapeutiques, car il fit beaucoup d'expériences sur lui-même. Son " *Canon* " est une œuvre médicale très importante. Ses théories sont peu originales ; comme ses prédécesseurs, il adopta le système des quatre éléments et des quatre humeurs.

Nous arrivons avec lui à l'époque où la civilisation arabe a achevé de s'étendre à tout le pays musulman, de l'Oxus à l'Atlantique et du Nil au Caucase — et, tandis que les Franks barbares portent la guerre en Orient, nous voyons les Arabes, qui ont apporté l'Islam en Espagne, transmettre à l'Europe leur civilisation. En Espagne vont se préparer les traductions latines des ouvrages arabes, grâce auxquelles tout le moyen âge retrouvera les vestiges de l'ancienne science grecque d'Alexandrie.

Les principaux médecins alchimistes de cette période furent, en Espagne : Abulcasis, Averrhoès, Avenzoar.

Aboul Kassem Khalaf ben Abbas el Zahrawi ou Abulcasis vécut à Cordoue dont il était originaire. Nous avons peu de renseignements sur lui. Il fut surtout un chirurgien et s'occupa beaucoup d'ophtalmologie.

Aboul Velid Mouhammed ben Ahmed Ibn Rochd el Maliki ou Averrhoès vécut dans la même ville où il devint préfet, sous le règne d'El Mansour. Accusé d'avoir blasphémé l'Islam, il fut chassé de la communauté des fidèles et vécut longtemps parmi les juifs de Cordoue.

Abou Mervan Abd el Malik Ibn Zohr ou Avenzoar vécut à Séville et eut Maymonidès, pour élève. Il a laissé le *Kitab-el-Kolyat*, livre de médecine théorique, un traité sur les fièvres et un sur la Thériaque.

**

En considérant l'ensemble de la médecine arabe, on remarque que les seuls perfectionnements originaux apportés par ces derniers à la médecine grecque, sont relatifs à la matière médicale et à la préparation des remèdes. Les Arabes, gens pratiques, s'en sont tenus à l'étude pure des faits, dégagée de toute préoccupation philosophique ou métaphysique. Ainsi, leur rôle dans l'histoire de la Médecine, a été presque exclusivement un rôle de transmission. Peu importe en effet qu'ils aient enrichi la pharmacopée de quelques préparations, du moment qu'ils n'ont pas produit de systèmes ou de théories. Or, au point de vue dogmatique, la médecine qu'ils ont transmise à l'Occident est exactement celle de Galien et d'Hippocrate, c'est-à-dire, comme nous l'avons vu, une médecine fortement inspirée de l'hermétisme égyptien.

On a dit que les Arabes avaient puisé à d'autres sources que la source grecque, et qu'ils avaient combiné des éléments différents. Or, la seule médecine étrangère à laquelle ils ont emprunté, en dehors de la médecine grecque, est la

médecine indienne, et il est fort probable, d'après ce que
nous en savons, que cette médecine indienne ne différait
guère de la médecine égyptienne avec laquelle elle avait,
selon toute probabilité, une origine commune. C'est ainsi
que dans l'ouvrage arabe d'Abou Mansour Monaffek ben
Ali, édité par M. Seligman et cité par Leclerc (*Hist. de la
Médec. arab.*), nous trouvons que la théorie des quatre
éléments existait chez les Indiens aussi bien que chez les
Grecs, sauf, peut-être, de légères différences. En effet,
comparant les doctrines des uns avec celles des autres,
Abou Mansour dit : « L'humide et le sec procèdent du
chaud et du froid. Or, comme l'effet ne saurait être supérieur à sa cause, les médecins grecs se trompent en admettant qu'un médicament peut être chaud au premier degré
et sec au second. Les médecins indiens pensent autrement
et je suis de leur avis. »

« Les Grecs, dit Leclerc (*Hist. de la Médec. arabe*), avaient
quelque notion de médecine indienne comme on le voit
dans Strabon, et les Indiens connurent les-Grecs, puisque
le médecin indien Sandjahal écrivit un livre sur les différences entre les deux médecines. ».

D'autre part, au point de vue alchimique, les Arabes,
comme d'ailleurs les Grecs, ont beaucoup plus cherché des
procédés de falsification qu'une transmutation véritable.
Pourtant, ils continuent à enseigner la théorie des trois
principes constituants. Ainsi Géber (*De Investigatione Ma-
gisterii*) dit : « Comme tous les métaux sont formés de mercure et de soufre plus ou moins purs, on peut ajouter à

ceux-ci ce qui est en défaut ou ôter ce qui est en excès... etc. »
Mais il semble qu'après Géber ces notions théoriques deviennent moins précises. Dans tous les cas, en admettant même que les Arabes aient cherché de bonne foi la transmutation véritable, l'on voit qu'ils se sont assez peu inquiétés de la recherche d'une panacée universelle. De même faisaient-ils peu usage des talismans dont les Egyptiens leur avaient donné le modèle. Quant aux questions physiologiques qui caractérisent l'alchimie complète du moyen âge, il n'en est pas encore question chez eux.

Le Moyen-Age Occidental

L'alchimie et la médecine des Grecs conservées à l'état de vie ralentie pendant toute la période arabe, vont prendre en Occident, au moyen âge, un développement considérable et vont se fusionner de plus en plus jusqu'à l'époque de la Renaissance. Au point de vue de la pensée et de l'élaboration des théories, le moyen âge est bien loin d'avoir été une période stérile. Seulement, au cours de cette floraison extraordinaire, un dogme s'est développé qui a forcé tous les autres à rester secrètement dans l'ombre : le dogme religieux. Ce n'est qu'en étudiant plus à fond cette époque de l'histoire qu'on s'aperçoit de sa richesse et on peut dire que, de même que notre époque moderne est celle de l'action, le moyen âge fut essentiellement l'époque de la pensée.

Nous avons vu les Arabes apporter en Espagne la Science grecque. Mais, en même temps, à l'autre extrémité de l'Europe, Byzance constitue un foyer scientifique dont les Croisades ont singulièrement étendu le rayonnement. Là, des médecins célèbres tels qu'Actuarius, Psellus (1020-1110) continuent à pratiquer l'alchimie. Enfin, les moines ont rapporté de Rome des débris de la science médicale antique qu'ils conservent et multiplient sous forme de " *Réceptaires* ". C'est ce courant qui produira, vers les Xe et XIe siècles, les écoles des Bénédictins de Salerne et du Mont-Cassin, qu'illustreront Gerbert, Gilles de Corbeil, Ste Hildegarde, Alain de Lille (1114-1202), Nicolas et Rosinus (Ce dernier a laissé un traité sur la pierre philosophale). En 1206 se fonde l'Université de Paris, avec sa faculté de médecine, tandis que celle de Montpellier est déjà célèbre. Alors, après Albert le Grand, nous voyons apparaître les grands médecins alchimistes : Bacon, Arnauld de Villeneuve, Pierre d'Abano,

Roger Bacon, né en 1214, en Angleterre, étudia d'abord à Oxford, puis à Paris : il apprit la médecine dans le Couvent des Cordeliers, à Paris. Persécuté par ses supérieurs religieux, Bacon, qui s'était fait franciscain trouva un protecteur en la personne du pape Clément IV. Mais ce dernier étant mort, il fut enfermé pendant dix ans et mourut à Oxford, un an plus tard (1294) disant : « Je me repens de m'être donné tant de mal pour détruire l'ignorance. »

Bacon fut une des plus belles intelligences de cette remarquable période, et son érudition embrassa toutes les branches. C'est lui qui, le premier, signala à Clément IV l'erreur du calendrier Julien, dont la réforme ne devait être établie que 300 ans plus tard, par Grégoire XIII. Il étudia, en optique, les verres convexes et le télescope ; en médecine, il écrivit un traité „ *De retardandis senectutis accidentibus* ". En chimie, il découvrit un corps analogue au phosphore ; enfin, en alchimie, il signala la possibilité de la transmutation et de la panacée " *qui prolonge la vie pendant plusieurs siècles* ". Enfin, il fit preuve d'une clairvoyance singulière puisqu'il prédit, non seulement le microscope, les ponts suspendus, les navires à vapeur, mais les automobiles, les aéroplanes et les scaphandres. On lit, en effet, dans son livre " *De l'Admirable pouvoir de Science et de Nature* " (Lyon, 1557).

« Se peuvent aussi faire des chariots qui, sans beste ou animal, se mouveroyent avec inestimable effort..... Aussi peuvent estre faictz instrumens pour voler où l'homme estant assis au milieu, vireroit aucun engin et par iceluy, les ailes, pour ce faictes et composées artificiellement, battroyent l'air à la manière d'un oyseau volant.

... Se peuvent aussi faire instrumens pour marcher en la mer..... »

Arnauld de Villeneuve, dont le D^r Em. Lalande a fait une étude très complète (*Th. Paris*, 1896) eut une vie mouvementee. Né entre 1235 et 1240, probablement en Provence, à Villeneuve-Loubet (près de Grasse), il étudia à Paris avec Roger Bacon, Albert le Grand et St-Thomas d'Aq. comme professeurs. Après, il alla à Montpellier étudier la médecine, puis, pour mieux approfondir les ouvrages arabes, se rendit en Espagne. Il voyagea beaucoup. A Rome, il rencontra Raymond Lulle qui devait devenir son élève. Le reste de sa vie se passe en luttes contre le clergé de l'Inquisition : pour avoir écrit, par exemple, que « les œuvres de Charité et de Médecine devaient être plus agréables à Dieu que le sacrifice de l'autel », ses ouvrages furent brûlés et, malgré sa grande célébrité, malgré l'influence considérable qu'il avait exercée à la Cour de Benoit XI, puis de Clément V, il dut à la fin s'enfuir de Paris. Il mourut en 1310. Ses œuvres ont été réunies dans les éditions de Lyon 1520, 1532, 1586 et Bâle 1585. Elles comprennent un très grand nombre de traités médicaux et des œuvres alchimiques, parmi lesquelles le " *Thesaurus Thesaurorum* et le *Rosarius philosophorum* " sont les plus importantes. On a posé, sans pouvoir la résoudre, la question de savoir si ce titre « Rosarius » ne cachait pas le symbole de quelque société secrète analogue à la Rose-Croix et dont Arnauld de Villeneuve aurait fait partie. Les alchimistes qui vinrent après lui disent qu'il posséda la pierre philosophale. Son contemporain Jean André, célèbre jurisconsulte, écrivit dans les " *Additions au Spéculum de Durand, Paris, 1522* ", sous le titre : *De crimine falsi* :

« De nos jours on a vu Me Arnauld de Villeneuve, grand théologien et médecin à la Cour de Rome, et aussi grand alchimiste, faire des baguettes d'or que l'on pouvait soumettre à toutes les épreuves », et Raymond Lulle, dans son " *Lapidaire* ", écrit qu'Arnauld transmua devant lui du plomb " en or excellent ".

Au point de vue hermétique, il eut le mérite de préciser, sous le nom de " Spiritus ", la notion du fluide universel, de la " lumière astrale " que nous avons définie : c'est dans le macrocosme, l'intermédiaire à l'action des astres sur le monde élémentaire et, dans le microcosme, l'intermédiaire à l'action de l'âme sur le corps, le principe vital, fluide nerveux ou *« corps astral »*.

D'une manière générale, Arnauld eut le grand mérite d'être un esprit clair, précis, observateur, consciencieux, et il eut le courage, bien fort à cette époque, d'exprimer toute sa pensée.

Nous savons peu de détails sur la vie de Pierre d'Abano. Il naquit en 1250, étudia la médecine à Paris et à Padoue, et exerça avec succès. Il gagna même tant d'argent qu'on l'accusa de sorcellerie. Il mourut pendant le procès, mais, comme son corps, condamné à être exhumé et brûlé, avait été caché, on se contenta d'incinérer son portrait. Il a laissé différents ouvrages dont un sur la géomantie, un sur les venins et il y a, à la Bibliothèque de l'Arsenal, un traité de Magie manuscrit qui lui est attribué.

A la même époque vivait Pierre le Bon, philosophe de Lombardie, dont quelques auteurs ont voulu faire un adversaire de l'alchimie parce que le premier chapitre de sa " *Margarita pretiosa* " prouve que l'alchimie est fausse. Nous avons lu cet ouvrage et constaté qu'il s'agissait d'une tournure toute scholastique, puisque le second chapitre prouve au contraire " que l'alchimie est vraie " et montre que les objections formulées au premier chapitre ne sont pas fondées. Plus loin, il déclare qu'il a prouvé le fondement de l'alchimie « *primo, ab autoribus* ; *secundo*, *a rationibus* ; *tertio, a simili et exemplis* » et à la page 107 du même ouvrage (*édition de* 1608) il dit que l'alchimie est une science telle... « *ut quæ imperfecta, incompleta, mixta et corrupta sunt, in verum aurum transmutentur* ».

Après cette brillante période du XIIIe siècle, nous tombons dans une période beaucoup plus obscure. Le XIVe siècle ne nous montre aucun nom ni aucune œuvre capables d'être comparés aux précédents. Pourtant, pendant ce temps, les théories se précisent, s'étudient, puisqu'au XVe siècle nous retrouvons une grande poussée intellectuelle avec, dans notre branche, Basile Valentin, Agrippa et enfin, avec la Renaissance, le grand nom de Paracelse.

Basile Valentin est né en 1394 ou en 1413 et fut bénédictin à Erford, en Allemagne. Il est probable que ce nom de Basile Valentin est un pseudonyme. Nous ne savons pas grand chose sur sa vie si ce n'est qu'il se distinguait par une connaissance approfondie de la médecine. Il est probable qu'il fit partie d'une des nombreuses sociétés secrètes d'initiation hermétique qui précédèrent la Rose-Croix. Il fut un des premiers à préconiser l'antimoine en médecine et il écrivit à ce sujet le " *Currus triumphalis Antimonii* " paru en 1414 et réédité en 1624. Dans " *Les Douze Clefs* ", ouvrage fort rare dont l'Hyperchimie (Paris, 1899) a publié des extraits, il parle du mode de préparation de cette substance : « Si on le tire par le vinaigre distillé... alors, il se fait une poudre douce qui ne lâche pas le ventre,..

mais qui est un excellent remède qui, guérissant beaucoup de maladies, est à bon droit réputé entre les merveilles de la Médecine ».

Henri Corneille Agrippa de Nettesheim naquit à Cologne, en 1486. Elève du bénédictin Jean Trithème, il se distingua dans la philosophie et la médecine. Son caractère indépendant lui fit beaucoup d'ennemis. En France, il devint médecin de Madame d'Angoulême (Louise de Savoie, mère de François 1er), mais après beaucoup de péripéties et d'emprisonnements, mourut à l'hôpital, en 1535, à Grenoble. Il a laissé, comme œuvre capitale, sa " Philosophie Occulte " parue en 1531 et rééditée tout récemment (*Chacornac*, 1911), qui est un traité complet de Science Hermétique.

C'est avec Paracelse que la médecine alchimique devait atteindre son apogée, et c'est par son influence que s'établit une thérapeutique minérale : l'art spagyrique.

Aureolus Philippus Theophrastus Paracelsus Bombastus ab Hohenheim naquit en 1493, près de Zurich, et apprit à la fois la médecine et l'alchimie, de son père qui pratiquait ces deux sciences. Puis il suivit les leçons de Trithème et commença sa vie d'aventures, voyageant en Espagne, en Italie, en France, dans les Pays-Bas, la Saxe, la Pologne, la Hongrie, la Suède, etc. et recueillant de toutes parts, auprès des sorciers, des vieilles femmes, des bourreaux, toutes sortes de recettes qu'il s'assimila et compara. Il arriva ainsi à être d'une érudition considérable quoique n'ayant jamais étudié dans les livres. De là vient son mépris pour les savants officiels de son temps et surtout pour ses confrères les médecins. Au début de la leçon d'ouverture du cours qu'il fit à Bâle, il brûla publiquement les ouvrages classiques de la médecine, déclarant qu'il y avait plus de science dans la semelle de ses souliers que dans tous ces livres, et fit une profession de foi d'une belle indépendance : « Ce qui fait un médecin, dit-il (*Préface du Paragranum*), ce n'est pas les empereurs, les papes, les privilèges, ce sont les cures. Je guéris le mal vénérien, le pire de tous, et vous me traînez dans la boue !... Vous êtes des imposteurs et des ignorants : je ne vous confierais pas un chien. Je ne hante pas la Cour des rois ; est-ce que j'en vaux moins que vous ? Est-ce que la servilité ou un serment rendent le médecin plus habile ?... ».

Cette proclamation ne devait pas lui faire d'amis. A la suite d'une contestation qu'il eût avec un chanoine qui refusait de lui payer ses soins, prétextant que la guérison avait été trop rapide, il dut quitter la ville et, après une période fort agitée, il mourut en 1541, à l'hôpital de Salzbourg, ne laissant qu'une vieille bible pour toute fortune.

Paracelse porta tous ses efforts sur la thérapeutique. Il vanta les formules simples et condamna les associations médicamenteuses illogiques de son époque. Il fut le premier à indiquer les rudiments de la thérapeutique minérale : C'est ainsi qu'il recommanda l'antimoine comme topique pour certaines ulcérations, le plomb comme astringent sur les fistules, l'oxyde rouge de fer contre

les " ulcères saignants " (variqueux probablement) et, à
l'intérieur, contre l'amenorrhée d'origine anémique. Il
indique l'arsenic comme le " *Summum arcanum* " des
tumeurs cancéreuses, le vitriol blanc comme collyre pour
les affections extérieures de l'œil, l'azotate de potasse
comme diurétique dans les pleurésies, l'or comme remède
des paralysies et des tremblements nerveux, l'étain pour
l'helminthiase, le sulfate de cuivre pour les ulcérations
buccales et enfin le mercure pour la syphilis. Ce dernier
emploi du mercure existait avant lui en Italie (onguent
napolitain). Il recommande enfin l'acide sulfurique contre
le saturnisme (*De mineralibus indigestis*).

Il chercha, avant tout, à obtenir des médicaments purs
et actifs et, sous le nom de Quintessences, il obtient une
foule d'extraits. Il indiqua la thérapeutique qui s'adresse
à l'esprit (psychothérapie) et celle qui s'adresse au corps
astral, comme nous le verrons plus loin. Partisan de la
doctrine *similia similibus*, il posa les bases lointaines de
l'opothérapie, d'ailleurs indiquée au point de vue magique
bien avant lui, et les homœopathes se réclament en partie
de lui. Enfin, on a pu voir, dans sa description des anneaux
et talismans métalliques, l'origine de la métallothérapie.

Son œuvre est colossale et il a apporté une forte contri-
bution à la Renaissance. D'ailleurs, il savait bien lui-
même qu'il laisserait une trace durable, car il a écrit
(*Lib. Paragranum, trad. par E. Bosc, in l'Initiation.
Février 1902, Paris*) : « Je vous expliquerai et éclaircirai
tellement la chose que, jusqu'à la fin du monde, mes

écrits demeureront et subsisteront comme très vrais... Je ferai beaucoup plus contre vous après ma mort que durant mon existence ».

Un des côtés sous lequel Paracelse est le moins connu, c'est sous celui de prophète. Son traité de la pronostication, dont l'unique édition date de 1536, porterait, d'après E. Lévi, une série de figures. « La première représente deux meules de moulin : les deux forces de l'état, la populaire et l'aristocratique, mais la meule populaire est traversée par un serpent qui a un faisceau de verges à la gueule ; une main armée d'une épée sort d'un nuage et semble diriger ce serpent qui renverse la meule et la fait tomber sur l'autre. — La deuxième figure représente un arbre mort dont les fruits sont des fleurs de lys et le texte annonce l'exil à la famille dont le lys est l'emblème. — Plus loin la meule populaire tombe sur une couronne et la brise. — Plus loin, on voit un évêque plongé dans l'eau et entouré de lances qui l'empêchent de gagner le rivage. Dans le texte, il est dit : « Tu es sorti de tes limites ; maintenant tu demandes la terre et elle ne te sera point rendue ..., etc. ».

Les œuvres complètes de Paracelse ont paru à Bâle en 1589, à Genève en 1658. Elles comprennent l'*Opus Paragranum*, le livre *De rebus ex fide Hominis accidentibus*, les *Archidoxes*, édités à Paris tout dernièrement, la *grande Chirurgie*, le *De Natura rerum*, et Durey, dans son excellente thèse (*Paris*, 1899), en a donné une analyse très complète.

Paracelse a complété d'une manière définitive la médecine hermétique et nous étudierons, plus loin, cette médecine en détail, elle est la synthèse coordonnée et per-
fectionnée de tous les auteurs que nous venons de passer
en revue avant lui. Mais, auparavant, il nous faut exa-
miner un grand mouvement médico-alchimique qui a
directement procédé de lui, et qui est resté bien curieuse-
ment dissimulé sous forme d'une société secrète de mystiques : la Rose-Croix.

*
* *

La Rose-Croix

Dans le traité de la « *Pronostication* » de Paracelse, on
trouve à la figure XXVI une rose épanouie dans une
couronne et le mystique digamma, emblème de la double
croix greffée sur cette rose. Et la légende qui l'accompagne
est : « La Sibylle a prophétisé du digamma éolique. Aussi
est-ce à bon droit, ô croix double, que tu fus entée sur la
rose ; tu es un produit du temps venu à maturité pré-
coce... ». Ailleurs (*Traité de Mineralibus*, Genève, 1658, t. *II*,
p. 341-350), il dit : « Il n'est rien de caché qui ne doive
être découvert. C'est ainsi qu'après moi paraitra un être
prodigieux qui vous révèlera bien des choses » ; puis, il
parle d'une découverte qui doit rester cachée « jusqu'à
l'avènement d'*Elie Ariste* ». Il semble que Paracelse ait
ainsi indiqué la Rose-Croix qui devait se manifester clairement quelque cent ans plus tard.

Quoi qu'il en soit, la Rose-Croix a eu une histoire fort mystérieuse. C'est surtout au travail remarquable d'érudition de M. Paul Sédir (*Histoire des Rose-Croix, Paris,* 1910), que nous devons quelques lumières sur ce sujet, après les documents recueillis par Semler.

La Rose-Croix a été précédée par beaucoup de Sociétés secrètes analogues. En effet, tandis qu'entre l'époque alexandrine et le moyen âge, ce sont les Arabes qui transportent, par l'Afrique, la science grecque, nous voyons s'étendre, par l'Europe, des courants mystiques qui rayonnent de l'Orient : Ce sont les Gnostiques, les Hermétistes et les Catholiques. Le courant gnostique, après avoir passé par les pays Slaves, la Lombardie, est venu produire en France la secte des " *Cathares* ", c'est-à-dire les Albigeois et les Vaudois, et plus tard, à Jérusalem, celle des Templiers. La gnose est une doctrine qui se proposa d'appliquer les clefs symboliques et numériques de la Kabbale aux dogmes chrétiens. La " *Divine Comédie* " du Dante est une profession de foi allégorique de l'auteur qui appartenait vraisemblablement à une société secrète antérieure mais très semblable à la Rose-Croix ; c'est une œuvre de protestation contre le dogmatisme intransigeant de l'Eglise et le Dante n'échappe au gouffre du Tartare qu'en " mettant sa tête à la place de ses pieds et les pieds à la place de sa tête ", c'est-à-dire en prenant le contre-pied du dogme, et alors il remonte à la lumière. " Son ciel, dit E. Lévi (*Histoire de la Magie*), se compose d'une série de cercles kabbalistiques divisés par une croix comme le pentacle d'Ezéchiel ; au centre de cette croix fleurit une rose et nous voyons pour la première fois, exposé publiquement et presque catégoriquement expliqué, le symbole des Rosé-Croix ».

Albert le Grand, St-Thomas d'Aquin et Pierre Lombard auraient été les principaux représentants de ce mouvement gnostique.

La tradition hermétique semble plutôt représentée par Jean de Meung, l'auteur du " *Miroir d'Alchimie* " (Paris, 1613); plus connu par son " *Roman de la Rose* ". Outre que le titre même a été considéré comme une allusion à un emblème secret, nous trouvons, dans la partie qu'il a écrite, certains exposés purement hermétiques. Telle est la Confession de la Nature où il est question des planètes et des éléments qui se transforment perpétuellement. Jean de Meung ou Clopinel était contemporain de Jean XXII, le pape alchimiste, et était très versé dans les sciences occultes. Basile Valentin appartient, comme lui, au courant hermétique.

La Rose-Croix est, pour Sédir, une synthèse des trois courants : gnostique, catholique et hermétique, et elle aurait lutté contre le pape, non contre le Christ ; nous verrons que Luther a dû s'en inspirer et que, jusqu'à un certain point, elle a produit la Réforme. Au contraire, la Franc-Maçonnerie, dérivée uniquement de la gnose et de l'hermétisme, aurait été nettement antichrétienne dès l'origine. L'origine de la Rose-Croix est obscure. Pour quelques-uns, le fait qu'elle aurait été prédite par

Paracelse prouverait qu'il s'agit d'une réunion de Para-
celsistes enthousiastes (Figuier). Sans doute, le fondateur
connu de la R.-C., Valentin Andreæ, déclare que sa société
est la réalisation de l'Elie Ariste prédit, mais il semble
qu'il faille chercher plus loin. Peu importe la légende
écrite par lui (*Fama, Francfort s./M.*, 1617) relative au
tombeau de Chrétien Rozenkreutz. Beaucoup plus inté-
ressante est l'explication de son symbole. E. Lévi (*Hist.
de la Magie*) en a donné une explication éloquente : « La
rose, dit-il, qui a été de tout temps l'emblème de la beauté,
de la vie, de l'amour et du plaisir, exprimait mystique-
ment la pensée secrète de toutes les protestations mani-
festées à la Renaissance. C'était la chair révoltée contre
l'oppression de l'esprit ; c'était la nature se déclarant
fille de Dieu comme la grâce ; c'était l'amour qui ne voulait pas être étouffé par le célibat ; c'était la vie qui ne
voulait plus être stérile ; c'était l'humanité aspirant à
une religion naturelle, toute de raison et d'amour, fondée
sur la révélation des harmonies de l'être dont la rose était
pour les initiés le symbole vivant et fleuri... La rose, en
effet, est un pentacle ; elle est de forme circulaire, les
feuilles de la corolle sont taillées en cœur et s'appuient
harmonieusement les unes sur les autres ; sa couleur présente les nuances les plus douces des couleurs primitives,
son calice est de pourpre et d'or. Flamel ou plutôt le
juif Abraham en faisait le signe hiéroglyphique de l'accomplissement du Grand-Œuvre... Telle est la clef du
roman de Clopinel et de G. de Lorris. La conquête de la

rose était le problème posé par l'initiation à la Science, tandis que la religion travaillait à préparer et à établir le triomphe universel, exclusif et définitif de la croix ».

C'est la même pensée qu'exprime Villiers de l'Isle-Adam, quand il dit : « La croix est la forme de l'homme lorsqu'il étend les bras vers son désir ou se résigne à son destin. Elle est le symbole même de l'amour sans qui tout acte demeure stérile, car à l'exaltation du cœur se vérifie toute nature prédestinée. Lorsque le front seul contient toute l'existence d'un homme, cet homme n'est éclairé qu'au-dessus de sa tête. Alors son ombre jalouse, renversée toute droite au-dessous de lui l'attire par les pieds pour l'entraîner dans l'Invisible ».

Enfin, un rapprochement intéressant nous est fourni par A.-E. Waite, qui nous apprend que dans le symbolisme des légendes brahmaniques, Dieu réside au centre d'une rose et qu'Indra et Buddah ont été crucifiés sur une rose.

La Rose-Croix était une société mystique, initiatrice et philanthropique, comme on peut en juger par la "Fama", les œuvres de Michel Maïer, Fludd et plus tard de Naudé. Elle était mystique en ce que, comme les Albigeois et les Vaudois, elle enseignait à « ne pas se préoccuper de la pauvreté, de la faim, de la maladie, de la vieillesse »(5ᵉ règle de la " Fama ") et qu'elle recommandait de « se tenir en Christ, condamner le pape et vivre chrétiennement ». La R.-C. était une société d'initiation puisqu'elle prétendait (*Fama*) « conduire à la science de tous les secrets avec simplicité et sans phrases mystérieuses ». Elle était philanthropique puisque ses membres ne devaient declarer d'autre profession « que celle de soigner gratuitement les malades ». Le programme d'initiation était, comme nous avons vu, hermétique. Quelques membres de la R.-C., comme nous le verrons, par exemple, avec Fludd, s'occupaient naturellement d'alchimie. Quant à leur médecine, elle négligeait toute pharmacopée pour n'utiliser que le magnétisme, le massage, la psychothérapie et la prière. Sprengel (*Hist. de la Médec., tome III*) dit : « Un vrai Rose-Croix n'avait qu'à regarder un malade atteint de l'affection la plus grave pour qu'aussitôt il fut guéri ». Nous verrons, en étudiant la théorie de la médecine hermétique, que ces pratiques se rattachaient directement et logiquement à un système général. D'ailleurs, le fondement de toute la doctrine rosi-crucienne était la notion de la " *lumière astrale* ", ou " *Magnale Magnum* " de Paracelse, et naturellement ils professaient, au point de vue médical, des théories exclusivement vitalistes.

G. Naudé (*Instructions à la France sur la vérité de l'Histoire des frères R.-C.*, 1623) donne comme principal article de leur règle l'obligation « d'exercer la médecine charitablement et sans recevoir de personne aucune récompense » ; et plus loin, il raconte « que les huit premiers frères de la R.-C. avaient le don de guérir toutes les maladies, à ce point qu'ils étaient encombrés par la multitude des affligés qui leur arrivaient, et que l'un d'eux, fort versé dans la Kabbale, avait guéri de la lèpre le comte de Norfolk, en Angleterre ».

Parmi les médecins alchimistes ayant appartenu à la R.-C., il faut faire une place toute particulière à Henri Khunrath qui vécut en Allemagne de 1560 à 1605, auteur de l' "*Amphithéâtre de la Sagesse Eternelle*" (1598). Michel Maïer (1568-1622), médecin de l'empereur Rodolphe II, qui aurait étendu la Rose-Croix en Angleterre et aurait eu pour successeur Robert Fludd (de Fluctibus) qui allia d'une manière étonnante les sciences occultes aux sciences positives. Il vécut en Angleterre de 1574 à 1637 et défendit les Rose-Croix contre le manifeste de Naudé déjà cité. Son ouvrage principal est l' "*Utriusque Cosmi Historia*" (*Oppenheim*, 1677). Après lui, Eugène Philalethes (Thomas Vaughan de son nom véritable) fut un alchimiste rosicrucien fort remarquable, et termina la liste des célébrités hermétistes anglaises. Il est l'auteur de l' " *Introïtus apertus* ".

Au XVIIe siècle, paraît en Allemagne Luther, le Réformateur, qui semble avoir joué un grand rôle dans la R.-C., à en juger par ses armes qui portent un cœur percé d'une croix et entouré d'une rose avec ces deux vers :

> « Der Christen Hertz Rosen geht
> Wanns mitten unterm Creuze steht ». (1)

Au XVIIIe siècle, la R.-C. a pris une extension énorme, si l'on en juge par une pièce trouvée par M. Waite dans

---

(1) Le cœur des chrétiens recueille des roses, quand il se trouve près de la Croix.

la bibliothèque de feu Frédérick Hockley, relative à l'admission d'un Dr Sigismund Bacstrom dans la Société de la R.-C. par le comte de Chazol. Ce dernier, qui aurait accompli le Grand Œuvre, habitait l'île Maurice et y aurait assisté, par clairvoyance, aux scènes de la Révolution française. Il est dit, dans ce document, que la Société existe depuis plus de deux siècles et demi, c'est-à-dire au moins depuis 1540 ; qu'elle se sépara de la F∴ M∴ avec laquelle elle était d'abord unie. On lit, dans ce document, que les membres de la R.-C. avaient l'obligation de tenir leur Société secrète, d'initier avant leur mort un ou deux disciples, hommes ou femmes, de garder une apparence pauvre, de fuir la renommée, et de faire la charité secrètement.

On retrouve, en Espagne, des traces de la R.-C. qui aurait produit la secte des Alembros. La secte de St-Jakin ou Joachim, fondée au XVIIe siècle en Bohême par de St-Germain, un dissident de la R.-C., aurait poursuivi le même but.

Enfin, au XIXe siècle, elle apparaît encore, probablement transformée. Stanislas de Guaita en aurait été président à vie et, après sa mort (1897), Ch. Barlet et le Dr Papus lui auraient succédé (*Sédir*, *Hist. des R.-C.*, 1910, *p.* 128). D'après le même auteur, en 1890, le Sâr J. Peladan, membre du Suprême Conseil de l'Ordre Kabbalistique de la R.-C., s'en sépara après avoir fondé un Ordre de la Rose-Croix du Temple et du Graal, ou de la Rose-Croix Catholique. En 1899, on essaya sans succès de réunir les deux Roses-Croix. Enfin, d'après Bouillet (*Dict. d'Histoire*), la Rose-Croix est, dans la Franc-Maçonnerie actuelle, un titre très élevé au-dessus de celui de " *Maître* ".

IIIe PARTIE

LA MÉDECINE ALCHIMISTE

Nous sommes arrivés, avec Paracelse, au complet épanouissement des théories hermétiques en médecine. Il convient d'étudier maintenant ce système médical afin de pouvoir le suivre dans les transformations qu'il va subir après la Renaissance.

L'homme, d'après les hermétistes, est triple dans sa constitution : il comprend un corps physique, un corps astral et une âme : chacun de ces principes peut être atteint par la maladie et il s'ensuit que la thérapeutique doit être triple. Nous allons l'étudier à ces trois points de vue.

I. LE CORPS PHYSIQUE. — Ce corps a été tiré, dit le chapitre I de la Genèse, du limon de la terre. Il doit donc, comme les minéraux, être formé de trois principes : un soufre, un mercure et un sel. Le soufre est un principe actif, comburant, en antagonisme perpétuel avec le mercure, passif, principe de la plasticité ou " *Humide radical* " Ils se détruiraient immédiatement l'un l'autre sans le sel, principe intermédiaire qui produit la cohérence et qui, pour Paracelse, retarde le moment où l'antagonisme du soufre et du mercure réduira l'homme en cendres, c'est-à-dire à sa première substance.

On conçoit, comme dit Castaigne (*Aphorismes Basiliens*) « que s'il arrive quelque défaut en l'un des trois principes ou en plusieurs d'iceux, lors la mort de tous s'ensuit ; mais si le défaut ne se retrouve qu'en une partie de quelque principe, la maladie en sera seulement causée... »

Quelles sont ces maladies ? Nous lisons dans Kircher (*Mundus Subterraneus, Amsterdam,* 1645) : « Le soufre en excès produit les diverses fièvres ; l'élément humide se défendant comme il peut, il y a production de frissons et de sueurs, et selon que le soufre est plus ou moins mauvais, la fièvre est légère, grave, ou " *pestifera* "... »

Quant au mercure, il peut nuire par distillation, sublimation ou précipitation. Quand ce mercure exalté distille, il se résout en vapeur très subtile et imprègne tout le corps : alors il produit la manie, la phrénésie, l'épilepsie et les épanchements du cerveau.

S'il est refroidi, il redevient liquide : quand ce refroidissement se produit dans le cerveau, c'est le tabès ; — dans le poumon, c'est la phtisie.

Sa précipitation se fait par l'action du sel : alors ce sont la podagre, la sciatique, l'arthritisme, les catarrhes, les hydropisies quand la précipitation se produit dans le foie ; l'apoplexie quand c'est dans le cerveau, les ulcères, les gangrènes quand c'est dans les membres.

Le sel enfin, produit des maladies. Il s'extrait des aliments ingérés et se précipite dans les organes donnant ainsi lieu aux obstructions calculeuses, aux coliques, rhumatismes, cirrhoses, à l'érysipèle et aux maux de dents (*Kircher, Mundus Subt., page* 137).

L'excès ou le défaut de ces trois principes : soufre, mercure, sel, tient à l'alimentation. Tant que tout est normal, le soufre des aliments se porte vers le soufre des organes ; de même pour le mercure et le sel. Mais, à la suite des émotions, des veilles, des excès de régime, l'équilibre est rompu.

La thérapeutique logique d'un tel système consistait surtout en régimes, et il existait une classification des plantes médicinales selon leurs proportions relatives de soufre, de mercure et de sel, en tenant compte que le soufre se manifeste par la couleur ; le mercure et le sel, par le goût.

Toutefois, ce système médical basé sur les trois principes, rencontra fort peu d'applications. Au contraire, le système basé sur les quatre éléments devait rallier la plupart des suffrages, parce que c'était le système traditionnel renforcé de l'autorité de Galien et d'Hippocrate.

Tout corps matériel, en effet, constitué par trois principes, s'exprimait, nous l'avons vu, par quatre qualités ou éléments. Dans la nature c'était l'eau, produite par l'action du froid sur l'humide, l'air par celle du chaud sur l'humide, le feu produit par le chaud et le sec, et la terre produite par le sec et le froid.

Dans le corps humain, à l'eau correspondait le lymphe ; à l'air, le sang, au feu la bile et à la terre, l'atrabile. Selon la prédominance de tel ou tel élément, on avait un des quatre tempéraments : lymphatique, sanguin, bilieux, nerveux :

Le lymphatique était caractérisé par un teint blafard, une chair molle, une peau humide ; le pouls était lent et faible, la taille courte, l'haleine mauvaise, la salive et l'urine abondantes, l'estomac atone. Il était prédisposé à l'anémie et à la scrofule. Moralement, c'était une nature molle, indécise et timide.

Le sanguin, au contraire, au teint rosé, bien musclé, avait un pouls régulier, bien frappé, une peau tiède et souple, un bon estomac, mais la langue sèche, et avait fréquemment soif. Ses yeux étaient saillants, sa démarche lourde. C'était une nature enjouée, généreuse, amie des plaisirs. Le sanguin était prédisposé à la constipation : c'était le type de l'arthritique, avec des maux de tête, la goutte, etc.

Le bilieux avait une chair dure, des muscles secs, une peau chaude et sèche, un teint jaunâtre, un pouls dur, rapide. Il digérait très vite. Il était d'une activité fébrile, passionné, violent, enthousiaste, et avait la spécialité des affections hépatiques et rénales.

Le nerveux ou mélancolique, ou atrabilieux avait un teint terreux, plombé, avec une peau rugueuse et sèche, le pouls petit et sec, l'oreille dure, l'urine rare et l'appétit capricieux. Taciturne et solitaire, il était triste, prédisposé au suicide et sujet à toutes les névroses.

On voit que chacun de ses tempéraments constituait comme un déséquilibre comportant ses conséquences pathologiques. Il fallait une lutte constante de l' " esprit vital " pour maintenir la santé. Sous l'action d'une cause extérieure trop forte (telle qu'une influence astrale), la maladie se produisait. La thérapeutique consistait à donner des médicaments ayant des qualités opposées à celle de l'humeur prépondérante (*Arnauld de Villeneuve*). Kircher (*Mundus Subterraneus*) donne un tableau de toute la matière médicale végétale, classée selon sa qualité (chaude, froide, humide, sèche). Il y avait pour chaque qualité, quatre degrés selon que cette qualité était plus ou moins accusée. Par exemple, parmi les *feuilles*, celles d'absinthe et de camomille étaient chaudes au 1er degré, celles d'angélique au second, celles de menthe au troisième, celles d'ail au quatrième. Les feuilles d'oseille étaient froides au premier degré, celles de ciguë au quatrième, etc. Les feuilles de bourrache, de laitue, de pavot, de ciguë étaient humides, celles de romarin, de sabine étaient sèches.

LE CORPS ASTRAL. — La notion de l'éther universel existait de tout temps chez les Hermétistes, comme nous l'avons vu. Paracelse l'appelait " *Magnale Magnum* ". —

C'est par lui que se transmettait l'influx des astres sur les éléments terrestres. Il avait son analogie dans le microcosme : c'était le corps astral, le spiritus d'Arnauld de Villeneuve. Nous avons cité plus haut Platon et Fludd qui lui donnent pour substratum le sang. C'est que « ses éléments se renouvellent au moyen de l'air atmosphérique transformé en fluide vital par sa fixation sur le globule rouge » (*Durey*). Intermédiaire entre l'âme volontaire et le corps passif, il représente l'influx nerveux : Arnauld de Villeneuve (*Lalande*) dit qu'il va du cerveau aux organes des sens ; quand il se rétracte, c'est la léthargie, la syncope, ou, s'il s'agit d'une rétraction locale, la paralysie. La chair détruite ne se reforme que quand il a été épargné : il est donc l'agent et le régulateur de la cicatrisation, mais le fait qu'il peut ainsi être détruit localement a amené Paracelse à le diviser en autant de parties ou "archées" qu'il y a d'organes dans le corps. Son rôle est primordial puisque c'est lui l'esprit vital qui lutte contre le déséquilibre du tempérament ; il est un agent de défense contre toute cause menaçant de rompre l'équilibre physiologique. La maladie n'arrive que par sa défaite et il est des trois principes de l'homme, le plus exposé aux maladies puisqu'il peut être lésé : 1º par des causes matérielles ; 2º par l'action d'un autre corps astral ; 3º par l'influx défavorable des astres, et c'est là la cause la plus fréquente ; 4º enfin, par des influences spirituelles. D'où autant de mécanismes pathologiques différents que nous allons passer en revue. — La guérison ne pouvant être obtenue que par sa victoire, nous verrons quels moyens les alchimistes ont essayé de mettre en œuvre.

a) LE CORPS ASTRAL A ÉTÉ LÉSÉ PAR UNE CAUSE MATÉRIELLE. — Il s'agit, par exemple, d'une blessure grave. Dans ce cas, les alchimistes peuvent essayer d'appliquer sur la blessure un baume très riche en force vitale, de manière à fournir au corps astral les éléments de sa réparation ou même à greffer cette force vitale sur celle du malade. Telle est la " mumie " dont parle Paracelse, et que nous retrouverons plus loin. On peut encore avoir recours comme d'ailleurs pour toutes les autres lésions du corps astral qui correspondent à une lésion organique, à la cure dite de sympathie.

La *Cure de sympathie* repose sur ce principe que le corps astral peut s'extérioriser hors du corps physique : Bacon, en effet, dit : « L'homme peut projeter sa puissance et sa force hors de lui... Il s'échappe de lui de la chaleur et des esprits... » La cure peut se faire en médicamentant une partie du corps astral attirée en dehors. Telle est le célèbre procédé de Digby : On prend, par exemple, le sang qui coule d'une blessure et on le met dans un liquide doué d'énergie vitale. Le corps astral du malade reste fixé à la parcelle de corps astral fixée sur ce sang par un lien fluidique et l'action du liquide se transmet ainsi directement jusqu'au malade : ce liquide est, par exemple, la solution d'un sel qu'on a obtenu par évaporation d'une eau mère sous les rayons les plus ardents du soleil d'été (quand le soleil est dans le signe du Lion, son domicile). La cure peut encore reposer sur des procédés magiques et avoir pour but de transmettre la maladie à un animal ou à un végétal, après avoir concentré toute cette maladie sur une parcelle de corps astral qu'on abandonne. Tel est le procédé pour guérir les maux de dents qui consiste à racler un fragment d'écorce à un arbre, à découper par-dessous un coin en bois, à piquer la gencive qui souffre jusqu'au sang et à remettre le coin taché de sang à sa place, l'écorce par-dessus, etc.

b) LE CORPS ASTRAL EST LÉSÉ PAR L'ACTION D'UN AUTRE CORPS ASTRAL. — C'est le cas qu'envisage Paracelse dans son " *opus Paramirum* " sous le titre d' " Etre spirituel ". Il dit, en effet, que des maladies peuvent survenir « quand les esprits s'attaquent mutuellement, sans notre assentiment, ou bien par nos pensées, nos sensations, notre volonté. » Il s'agit ici de pratiques d'envoûtement dont les remèdes sont également des procédés magiques ou mystiques, car Paracelse déclare qu'ici « il faut chercher le remède dans la foi. »

Remarquons que, si les corps astraux peuvent se nuire, ils peuvent aussi s'aider, se fortifier réciproquement. C'est ainsi que R. Bacon (*lettre sur la nullité de la magie*) dit : « Les hommes sains et de bonne complexion, surtout les jeunes gens réconfortent et revivifient les hommes par leur seule présence, cela à cause de leurs émanations suaves, de leurs vapeurs saines et délectables, de leur bonne couleur naturelle, à cause des qualités et des puissances qui s'exhalent d'eux, comme l'enseigne Galien en son art. » Rapprochons de cela le chapitre de l'Ecriture Sainte qui enseigne que David vieux et malade, fut revivifié grâce à ses serviteurs qui lui amenèrent, le soir, une jeune Sinamite. Le Dr Durville qui citait ce fait dans une récente conférence (26 avril 1912, Sociétés Savantes) racontait que Boerhaave guérit ainsi un bourgmestre d'Amsterdam en faisant coucher avec lui une jeune femme. (!) Lui-même, ajoutait, comme il l'a exposé dans sa thèse de doctorat que l'application de la main sur une culture de bacilles d'Eberth en retardait le développement. On voit par ce fait, les rapports de cette question avec le magnétisme et avec le massage thérapeutique.

c) LE CORPS ASTRAL EST LÉSÉ PAR L'INFLUX DÉFAVORABLE DES ASTRES. — Au centre de notre système planétaire est le soleil qui donne la vie à toutes les planètes qui gravitent autour de lui. Dans le microcosme, c'est le cœur qui est le centre de la vie, c'est lui qui transmet la force vitale avec le sang à tous les autres organes qui dépendent de lui. Chaque planète du macrocosme a son analogue dans le microcosme et, étant donnée l'analogie, influence cet analogue uniquement. Au soleil répond le cœur, à la lune le cerveau, à Saturne la rate, à Mercure les poumons, à Vénus les reins, à Mars les voies biliaires et à Jupiter le foie. Lorsque les influences des astres se combinent, il arrive un moment où leur résultante a une action mauvaise sur le tempérament de l'homme : l'équilibre instable est rompu et la maladie se produit là où elle n'est pas soutenue, c'est-à-dire dans l'organe correspondant à la planète affaiblie.

La Thérapeutique va consister à appliquer des remèdes chargés de l'influence de cette planète faible, afin de suppléer à son action ; c'est le principe : « *Similia similibus curantur.* »

En effet, chaque substance, et plus particulièrement chaque plante correspond, comme chaque organe, à une des sept planètes. Celles qui correspondent au soleil sont, par exemple, celles qui « sont tournées au soleil comme le tournesol » ; à la lune correspond, par exemple « le palmier qui pousse un rameau à chaque lever de la lune » (*Agrippa. Philosophie occulte I-XXIII*). Sur ces données, avait été établie depuis l'antiquité, une classification des remèdes. Toutefois, en raison de l'incertitude où l'on était dans la pratique, de pouvoir fixer la planète en cause, on a été amené très tôt à chercher autre chose. En vertu de l'analogie qu'on admettait partout dans la nature, on a pensé qu'une plante présentant dans son fruit, sa fleur, sa feuille ou sa racine, l'image d'un organe humain, devait appartenir à la même influence planétaire que cet organe, et que, par suite, elle pouvait lui servir de remède. C'est la théorie des signatures. On la trouve bien exposée dans les ouvrages de Porta (*Magiæ Naturalis. Naples*, 1558), de Kircher (*Œd. Ægypt.*) et de Crollius (*Royale Chimie*). C'est ainsi que pour les maux de tête, on recommandait la capsule de pavot, pour les intestins, les convolvulacées, la cassia fistula, pour l'utérus les fruits de juniperus sabina et l'aristoloche qu'on emploie encore beaucoup dans la campagne russe. — Crollius indique pour le nez, la menthe sauvage dont la signature est loin d'être évidente, mais à laquelle nous avons substitué dans beaucoup de cas, la pommade mentholée. Aux testicules correspondent les pistaches et nous avons pu constater que, sur les bords de la Caspienne, ces fruits passent pour aphrodisiaques. Partant du même principe, le Dr Duz (*Traité de Médecine Astrale, page 79*) cite le café « dont les deux lobes donnent la forme des deux lobes du cerveau et celle du cœur, et qui est un céphalique et un cardiaque. » Il ajoute que « le haricot qui ressemble aux reins est un diurétique », etc., etc.

En généralisant la théorie des signatures, on l'a étendue non plus seulement à la forme de l'organe, mais à la forme de la maladie. Les calculs se soignent par les pierres que Crollius appelle „ lapis citrinus, lapis Iudaïcus, lapis lyncis " ; les cicatrices de plaies par les écorces d'arbres fendillées (qui agissent par leur tanin), l'ictère par le safran, la chélidoine ; la lèpre par les fraises ; les oxyures par les étamines des roses canines ; les tumeurs cutanées par l'agaric et les autres néoplasmes végétaux ; les ecchymoses par le persicaire maculé ; les plaies par l'hypericum ou millepertuis dont les feuilles sont perforées (cette dernière recette est encore très utilisée dans nos campagnes). Enfin, les hémorragies se soignent par la pierre hématite (*Crollius*). C'est, en effet, par analogie de couleur que les médecins alchimistes ont été amenés à employer le fer comme hémostatique. Quercetanus (*Opera, Medica Francf. a/M. 1602. Sclopetarius*) donne, comme hémostatiques, les formules suivantes :

1º Safran de Mars, 2 onces ; et huile Q. S.

2º Colcothar, 2 onces, et beurre frais, 4 onces.

3º Bol d'Arménie et sang-dragon aa 2 gros ; huile rosat, 3 onces ; suc de feuilles de chêne, 1 once ; roses rouges, 3 onces et cire Q. S.

Remarquons que le sang-dragon est connu aujourd'hui encore comme hémostatique.

Ce principe des signatures était bien inspiré de théories alchimiques. En vertu du vieil aphorisme des papyrus de Leyde : « La nature réjouit la nature », qu'on retrouve dans le " *De Arte Magna* " de Démocrite : « Natura naturam vincit et retinet » (*Padoue*, 1572), il suffisait d'étendre ces applications au règne animal pour arriver à l'Opothérapie. Agrippa l'indique nettement quand il dit ((*Philosophie Occulte, I-XV*) : « Les médecins savent qu'un cerveau aide un cerveau, un poumon un autre poumon..... Ils disent aussi que les animaux stériles causent la stérilité et ceux qui sont féconds la fécondité et qu'il en est ainsi surtout des testicules, de la matrice et de l'urine (1)». Cardan (*De rerum varietate*) dit de même que le lait de jument, l'utérus de lièvre et le testicule de bouc guérissent de la stérilité. Paracelse (*Archidoxes*) recommande l'extrait de fiel de bœuf pour les cirrhoses et l'extrait de rate de bœuf " contre les obstructions de la rate et l'aménorrhée ". Crollius (*Traité des Signatures*) recommande le cerveau de porc contre la folie, les vers pulvérisés contre l'helmin-

---

(1) L'urée est en effet diurétique.

thiase, le poumon de cerf contre les affections pulmonaires. Enfin, Paracelse parle de sérum sanguin pour arrêter les hémorragies, procédé renouvelé tout récemment par un point de vue différent.

La Sérothérapie, d'ailleurs, n'est pas étrangère aux alchimistes : « Les venins, dit Kircher (*Mund. Subt.*) ne peuvent être mieux guéris que par les serpents mêmes qui ont mordu » et Crollius (*Traité des Signatures*) dit que l'araignée écrasée guérit la blessure qu'elle a faite, et le scorpion sa piqûre. Kircher en cherche l'explication : « Le venin est un mixte composé également de soufre, de mercure et de sel. Il contient en lui ce qui peut nous sauver, conjointement à ce qui cause notre mort. Il faut donc séparer le pur de l'impur comme l'enseigne l'art spagyrique ; on obtient ainsi des guérisons merveilleuses. C'est, comme nous l'avons dit, grâce au magnétisme de la nature, en vertu duquel le semblable se réjouit du semblable, d'où naît l'attraction et l'union. Ainsi, la substance d'un serpent, prise et préparée d'une certaine manière, trouve, par une sorte d'instinct naturel ce qui s'est transfusé d'elle et par une certaine attraction rappelle à soi ce qui en avait été séparé (pour le neutraliser). » Suivent quatre règles exprimant que tout minéral, toute plante, tout extrait animal capable de produire les effets d'un poison quelconque est un remède contre ce poison. Ici, le principe d'analogie *Similia similibus* va jusqu'à l'Homéopathie.

Maintenant que nous avons suivi les conséquences logiques du principe d'analogie, nous pouvons revenir à notre point de départ : il s'agit de fortifier le corps astral lésé par un déséquilibrement dans l'influx des planètes, au moyen d'une substance imprégnée de l'influence de la planète faible. Au lieu de plantes et d'extraits organiques, on peut employer les métaux et plus particulièrement les sept métaux influencés par les sept planètes. C'est pour cela que Paracelse parle des " anneaux constellés " « qu'il faisait de fer, de plomb, d'étain, de cuivre, d'or ou d'argent » (*Burq. Métallothérapie. Paris*, 1871). C'est ainsi que contre l'épilepsie il recommandait de porter, sur le cuir chevelu, une plaque d'or et d'argent, triangulaire et large comme la main. Ainsi était indiquée la métallothérapie.

Remarquons encore que, grâce à la théorie des signatures, certains remèdes s'étaient spécialisés pour les affections d'organes déterminés : on distinguait les médicaments céphaliques pectoraux, stomachiques, hépatiques, cardiaques, diurétiques, etc., etc. Paracelse et son école ont surtout cherché les indications particulières de chaque drogue minérale. Ainsi que nous l'avons vu plus haut, ce fut, pour la médecine, le point de départ d'une tendance qui a duré jusqu'à nos jours : la recherche des spécifiques. On a pu, en effet, caractériser la médecine de la Renaissance en disant qu'elle avait cherché, par des spécifiques, la guérison des maladies aiguës alors qu'Hippocrate avait cherché, par la diététique, à soigner les affections chroniques (*Chevreul*).

On voit donc que, ce qui différencie avant tout la médecine des alchimistes de notre thérapeutique moderne, c'est

que nous administrons les médicaments en nous préoccu-
pant uniquement de leur action physiologique et sans
faire intervenir la notion d'un agent fluidique. Au contraire, les alchimistes donnaient leurs remèdes non pour
agir sur le corps physique, mais sur le corps astral. — De
là les essais qu'ils ont faits pour donner à leurs préparations pharmaceutiques une forme spéciale. Afin de donner
aux médicaments une forme plus subtile, capable de mieux
les diffuser dans le corps fluidique, capable aussi de mieux
obéir à l'influx de la planète en cause, ils se sont proposé
d'obtenir en quelque sorte le corps astral des drogues ; de
là les préparations d'extraits que nous leur devons sous
le nom de quintessences.

Les remèdes minéraux, végétaux ou animaux, tels que la
nature nous les fournit, sont des organismes comparables
à celui de l'homme qui comprennent une âme immatérielle : c'est l'*archée* ; un corps fluidique et un corps matériel. Le corps matériel est naturellement formé des trois
principes (soufre, mercure et sel) s'exprimant par les quatre
éléments (feu, air, eau, terre). Mais, outre ces constituants
essentiels, indispensables, il contient beaucoup de substances de déchet, liquides et solides, que Paracelse appelle
" *le phlegme et le caput mortuum* ". Il s'agit donc, comme
nous l'avons dit, d'isoler le corps astral de ce " *mixte* ",
ou médicament brut, total. Or, le corps astral, pratique-
ment, a besoin d'être fixé sur un substratum matériel,
comme l'esprit vital de l'homme est fixé sur le sang. L'alchimiste réduira donc ce substratum matériel à sa plus

simple expression, c'est-à-dire à son soufre, son mercure et son sel débarrassés des éléments inutiles, incapables de fixer le fluide du médicament : le phlegme et le caput mortuum. Ce corps astral médicinal fixé sur son substratum matériel constitue la " *Quintessence* ".

On conçoit, en vertu des théories alchimiques sur la vie de la matière, qu'il est possible d'extraire la quintessence de tout ce qui vit et que Paracelse ait voulu en tirer des substances les plus diverses : organes d'animaux (véritables préparations opothérapiques) ; de chair, de sang, d'urine, de plantes (extraits pharmaceutiques) et même de substances fixes (dans ce dernier cas, les préparations spagyriques pouvaient avoir pour effet de purifier ces substances en les débarrassant de leurs impuretés). Mais, dit Paracelse (*Archidoxes IV*) « on ne peut pas extraire la quintessence d'un homme car, chez lui, l'esprit vital meurt dès que la vie est éteinte. »

La quintessence qui agit par son dynamisme inhérent se présente, matériellement, comme un composé chimique bien défini. Elle contient à elle seule *toutes les propriétés du mixte*. L'art spagyrique consiste ainsi à exalter toutes les forces de la matière médicale au moyen de la chaleur solaire ou de celle du fourneau et c'est pourquoi Paracelse fait de l'alchimie l'auxiliaire indispensable de la médecine. Au début de son *Opus Paragranum*, il écrit : « Si le médecin n'est pas un très savant chimiste, tout ce qu'il peut savoir d'autre part ne lui profitera en rien, l'alchimie étant le seul moyen d'amener à sa perfection l'ouvrage de la nature.

On traiterait de barbare qui mangerait sa viande sans préparation. Ainsi fait pourtant le médecin non alchimiste qui prescrit un remède tel que le livre l'apothicaire. »

L'idée de la quintessence possédant toutes les propriétés du mixte, a dû être donnée aux alchimistes par la distillation : d'ailleurs, l'alcool éthylique constituait à leurs yeux une quintessence ayant, plus condensées, les mêmes propriétés que le vin. Le résidu de la distillation qui est une substance inactive, représentait pour eux le type du phlegme et du caput mortuum.

Cette idée de la quintessence, est bien spéciale à Paracelse. Il admet aussi que, conformément aux règles de la magie, le médicament doit être recueilli sous certaines conditions astronomiques afin de renforcer en lui l'influence planétaire efficace.

Quoi qu'il en soit, la quintessence présente non seulement la propriété de mieux diffuser son action dans le corps astral du malade, elle a, en outre, l'avantage d'être incorruptible. Le phlegme et le caput mortuum dont elle a été débarrassée sont, en effet, des produits inutiles, des aliments à la putréfaction : ils sont capables de corrompre le sang et de produire des maladies, d'où le danger d'employer des médicaments bruts, non épurés par le spagyriste. La quintessence agit sur le corps fluidique malade par une véritable transmutation alchimique, transformant ce qui est impur, malsain, toxique dans l'organisme en éléments purs, sains, normaux. c'est-à-dire qu'elle agit par la vie qui est en elle et qu'elle communique par son dynamisme, *et non par ses propriétés chimiques ou physiques.* Cette idée est très en faveur aujourd'hui auprès de certains homœopathes.

La quintessence, résumant les propriétés du mixte, a un dynamisme à action variable selon la substance d'où elle est extraite et c'est pourquoi nous voyons Paracelse rechercher des quintessences spécifiques pour les différentes maladies.

La quintessence est efficace non seulement par son action *renouvellante*, mais aussi par son action *conservatrice*, entretenant la bonne santé des organes auxquels elle s'adresse.

Mais, lorsqu'il s'agit non plus de guérir une maladie, mais de conserver la santé, on doit employer des médicaments à action moins spécialisée que les quintessences, des médicaments qui renferment en eux non plus une influence planétaire quelconque mais un ferment de vie général. On appelle ces remèdes arcanes, magistères ou mystères de l'art « lesquels, dit Paracelse (*Archidoxes, V et VI*) quoique quelquefois ils ne paraissent pas en forme de quintessence, cependant leur vertu, non seulement n'est pas moindre, mais elle est supérieure. » Puis, Paracelse cite les quatre principaux arcanes qui sont :

1º *La Première Matière.* Elle opère non seulement sur les corps vivants mais sur les morts. Elle est, pour ainsi dire, au-dessus de la nature,

2º *Le Mercure de Vie.* Il contient un grand nombre de vertus qui préservent, restaurent, régénèrent.

3º *La Pierre Philosophale.* Nous y avons consacré un chapitre dans notre exposé des théories purement alchimiques.

4° *La Teinture ou Or potable*. Cette préparation agit parce qu'elle s'adresse plus particulièrement au cœur qui est le centre vital par excellence de même que le soleil, planète de l'or, est le centre de notre système planétaire. L'or est donc un remède cardiaque : « L'or fortifie le cœur par son magnétisme, dit Kircher (*Mund. Subt.*, t. *II*, p. 427), mais ne le nourrit pas, ce qui est le propre des drogues végétales, car aucun mixte ne peut nous nourrir s'il n'a eu en lui, auparavant, la vie (animale ou végétale). L'or n'agit donc, comme les pierres précieuses, que par une effluve radio-active (*radioso quodam effluvio*). » C'est pourquoi, dans les magistères d'or, on ajoute des éléments qui agissent par eux-mêmes comme le vin de mauve, de mélisse, de safran. Mais l'or est aussi un remède général. En effet, tandis que les médicaments ordinaires et même les quintessences sont des remèdes particuliers à telle ou telle affection, et qu'il est nécessaire de diagnostiquer la maladie pour choisir ce remède, l'emploi des préparations d'or, comme d'ailleurs l'emploi des autres arcanes, constitue une médecine universelle « et cette unique et suprême médecine se peut administrer au corps humain sans aucune connaissance de la maladie, parce que la sage nature lui a donné le pouvoir de guérir toutes les infirmités naturelles » (*Crollius. Royale Chimie, in Preface admonitoire*, p. 224).

L'idée que l'or et les pierres précieuses (diamant surtout) peuvent servir de remède général, se trouve déjà dans Pline qui (*Hist. Natur. XXXIII*-25) enseigne le moyen de donner des propriétés actives à des substances par torréfaction au contact de l'or.

Lulle, Paracelse, Quercetanus donnent différents procédés pour préparer la teinture d'or. Libavius conseille de
prendre une livre de vitriol blanc et un *gros* de sel ammo-
niaque. On distille à feu lent. On prend un *gros* de la li-
queur obtenue, on y ajoute deux onces d'or pulvérisé
par amalgame et évaporation du mercure. Toutes ces
préparations consistent en somme à pulvériser aussi fine-
ment que possible des feuilles d'or et à les mettre en suspension dans un excipient. Kircher (*Mund. Subt. II,
p.* 427) explique que l'or réduit en petits corpuscules produit des effets meilleurs que l'or congloméré en sa substance solide. « Comme tous les corpuscules d'or " dissous "
(en suspension) jouissent chacun des propriétés du tout,
ceux-ci, en s'unissant aux autres, acquièrent dans la
composition un degré plus intense de propriété. Bien
plus, si quelque élément corrosif existait dans l'or ou dans
ses dissolvants, il serait neutralisé par la vertu des autres
espèces ajoutées de manière à ne pas pouvoir nuire à
celui qui le prend ». N'est-ce pas la théorie des métaux
colloïdaux et un essai de préparation de l'Electraurol ?
L'analogie est d'autant plus curieuse qu'au début de
l'emploi des colloïdaux en thérapeutique, les contemporains n'ont pas été loin d'y chercher une véritable
panacée.

Le R. P. Gabriel de Castaigne (*Œuvres, Paris,* 1661,
p. 33) donne un procédé pour pulvériser l'or par amalgame évaporé et par mélange à du soufre qu'on fait brûler,
mais il conseille de mettre cet or dans de l'eau-de-vie et

on obtient ainsi une teinture « dont une demi-cuillerée ressuscite les morts (c.-à-d. les mourants) et guérit la goutte, la vérole et la ladrerie, la peste, le mal caduc, l'hydropisie et tous autres maux du corps quels qu'ils soient ».

L'eau-de-vie, en effet, a été dès le début considérée, ainsi que son nom l'indique, comme une quintessence ayant des vertus générales, presque au même titre qu'un arcane. Les Arabes, Arnauld de Villeneuve l'indiquent déjà, et Rupescissa (*La vertu et la propriété de la Quintessence. Lyon*, 1549) en fait l'apologie : « Pour trouver un remède universel, dit-il, il faut chercher une chose qui soit de telle nature envers les quatre qualités de notre corps composé, comme est le ciel au respect des quatre éléments ». Or, l'eau-de-vie est incorruptible comme le ciel et elle n'a aucune des qualités élémentaires. « Elle n'est pas, en effet, chaude et sèche comme le feu, puisqu'elle réfrigère les maladies chaudes ; elle n'est pas non plus froide et sèche comme la terre, puisqu'elle échauffe le corps, etc. »

Elle préserve de la putréfaction les corps qu'on met à son contact : « Si elle conserve un corps mort, dit Rupescissa, combien mieux peut-elle conserver un corps vivant ? » Il ajoute qu'on perfectionne cette quintessence par la chaleur de la putréfaction et il conseille, pour lui donner de la vie, de la mettre dans un vase bien bouché et de l'enfouir un certain temps dans le crottin de cheval. Si l'on se rappelle que les alchimistes employaient souvent ce procédé et que, d'après leurs théories, la génération de la vie devait être précédée de putréfaction, on comprendra jusqu'à quel point les conceptions hermétiques influençaient la thérapeutique de cette époque.

Rupescissa continue en disant que l'eau-de-vie est comme le ciel, et qu'il faut y ajouter les planètes, c'est-à-dire tel ou tel métal, ou les " *étoiles terrestres* ", c'est-à-dire les plantes, et, après avoir décrit la teinture d'or, il parle de différentes teintures végétales comparables à celles de notre matière médicale.

On a fabriqué, par analogie, avec la teinture d'or la teinture d'argent : mais, l'argent étant sous l'influence de la lune, planète accessoire, le remède n'est plus un arcane mais une quintessence particulière, spéciale aux maladies du cerveau (organe de la lune), telles qu'épilepsie, hydrocéphalie, paralysie (*Kircher*). De même des autres teintures métalliques (de fer, de cuivre, etc.).

A côté des arcanes qui sont des préparations officinales, matérielles, il faut citer, comme pouvant accomplir des guérisons étonnantes, la *Mumie*. Les arcanes sont une concentration de fluide vital sur un peu de matière. La mumie est ce fluide vital lui-même, immatériel. Elle représente la portion du corps astral qui règle les fonctions organiques du corps physique et qui reste attaché à lui un certain temps après la mort, alors que la portion supérieure du corps astral accompagne l'âme désincarnée. Cette mumie peut être captée, elle peut se fixer sur un organisme vivant et malade et le renforcer par son action vitale. C'est ainsi que Paracelse (*De rebus ex fide... lib. III*) explique les guérisons miraculeuses qu'on observe auprès des tombes.

*
* *

d) LE CORPS ASTRAL PEUT ÊTRE LÉSÉ PAR DES INFLUENCES SPIRITUELLES. — C'est par l'action des mauvais esprits que le corps astral se déforme pendant son évolution fœtale et aboutit à la production de monstres : « Aussi, fuyez ces créatures, dit Paracelse, car ils sont l'œuvre de Satan ». Bien entendu, la thérapeutique se trouve fort précaire contre ce cas particulier. Quand il s'agit de lésions véritables produites par obsession, ce qui est tout à fait exceptionnel, ce sont seulement les pratiques magiques qui doivent être mises en œuvre.

*
* *

MALADIES DE L'AME. — La volonté ou l'imagination qui sont des fonctions de l'âme peuvent être des causes pathologiques qui finissent par agir sur le corps physique par l'intermédiaire du corps astral et par y provoquer des lésions. Paracelse (*De reb. ex fide hom. Livre I*) dit qu'on devient malade à force de supposer qu'on l'est ; et il raconte que la chorée naquit des simulations de la femme Tropsée qui avait imaginé d'en feindre les symptômes pour n'avoir pas à travailler. L'Imagination peut agir non seulement sur soi-même mais sur les autres et, plus loin (*Livre II*) Paracelse explique les " *taches de naissance* " par l'action de l'imagination de la femme enceinte sur son fœtus. Si elle pense pendant sa gestation à des hommes célèbres dans une branche déterminée, son fils deviendra tel, et si elle est préoccupée de crimes, elle accouchera d'un criminel. Crollius (*Royale Chimie. Paris*, 1633, *page* 76) a résumé cette question en ces termes : « Tout ce que nous faisons visiblement avec le corps, dit-il, nous le faisons spirituellement par l'imagination, d'où s'ensuit que par icelle nous formons la peste et autres maladies... ; l'imagination donne la santé ou la maladie ».

Naturellement, la thérapeutique qui s'impose est la psychothérapie. Il est évident que, d'une manière consciente ou non, ces procédés thérapeutiques ont été employés de tout temps. Pythagore, l'initié des temples égyptiens, les pratiquait. Porphyre raconte, en effet, que : « Si quelqu'un était malade du corps, Pythagore le guérissait ; s'il était malade de l'esprit, il le consolait et calmait sa douleur ». Roger Bacon, avec son rare bon sens, a donné des conseils dont quelques-uns pourraient encore tirer profit de nos jours ; c'est ainsi qu'il dit (*De l'Admirable Pouvoir et Puissance de l'Art et de Nature*) : « ...Aussi, l'âme estant excitée peut renouveller au propre corps plusieurs choses, tellement que, d'infirmité ou de maladie, il prendroit convalescence et viendroit à la santé par la joye et confiance qu'elle auroit... A ceste cause et raison l'on fait des jeux et l'on apporte choses délectables

devant les malades (voire aucune fois on permet à leur
appétit maintes choses contraires) lesquelles esjouissent
tant iceux quelquefois que l'affection et désir de l'âme
et leur grand espoir vient à vaincre et surmonter leur
maladie ».

****

Telles étaient les grandes lignes de la. médecine alchimique. Paracelse, comme les autres alchimistes chrétiens,
avait ajouté à ces causes pathogènes l'influence directe
de Dieu, punissant, par la maladie, les mauvaises actions
de l'homme, et il recommandait alors la prière comme
unique moyen de guérison. Mais il faut bien remarquer
que cette notion d'une force fatale, produisant la maladie
comme conséquence d'un péché, n'est pas spéciale aux
chrétiens. On la retrouve dans l'Inde et chez les kabbalistes, en vertu de ce principe analogique : le mal attire
le mal, et on pourrait, jusqu'à un certain point, la rattacher à l'Hermétisme.

****

Les Destinées de la Médecine Alchimique

Après la mort de Paracelse, la médecine alchimiste
devait se transformer et le corps de doctrine qu'elle constituait allait se décomposer ; quelques-uns de ses enseignements allaient s'isoler et donner naissance à des systèmes séparés, différents, quelquefois opposés. C'est ainsi

que la médecine du corps astral allait devenir l'apanage de la Rose-Croix ; l'usage des médicaments minéraux, celui des iatrochimistes, etc., etc.

Jérôme Cardan, plus connu comme mathématicien et comme astrologue, fut également médecin. Il vécut de 1500 à 1576 et enseigna même la médecine à Pavie en 1540. Il dit de lui-même qu'il était « curieux de tout ce qui a rapport à la médecine et zélé pour les choses merveilleuses ». C'est surtout dans son « *De rerum varietate* » qu'il expose des vues médico-alchimiques. Parmi les médecins qui, au XVIe siècle, suivirent les doctrines de Paracelse, il faut citer Léonard Thurneisser, de Bâle (1530-1599), qui a écrit sur l'alchimie ; Oswald Croll, l'auteur de la *Royale Chimie* et, en Allemagne, Dorn, A. Ellinger, G. Fedro, B. Carrichter, F. Raïcus, A. de Badenstein, Michel Toxites ; à Anvers, J. Michelius ; en Angleterre, J. Hester. A cette époque, beaucoup d'alchimistes recherchaient encore la pierre philosophale : Denis Zachaire, B. de Vigenère, G. Claves, Barnaud, Liébault, Finé, Alex. de la Tourette (auteur d'un traité sur *l'Or potable*, *Paris*, 1575). Des alchimistes ambulants commencent à parcourir l'Europe. On attribue même à Bernard Palissy (1500-1589) un traité sur l'Or potable.

C'est à ce moment qu'éclate la querelle de l'antimoine à la suite d'un traité du Danois Pierre Séverin (1580-1656) sur la médecine de Paracelse dont il était un ardent disciple, traité qui parut à Bâle, en 1571, et dans lequel il soutient que « de même que l'antimoine purifie l'or et enlève aux minerais leurs impuretés, de même il ôte au corps malade les immondices qui entravent le jeu des fonctions naturelles de l'économie ». Cette théorie fut, selon la pittoresque expression d'Hoeffer, « la pomme de discorde jetée au milieu de la tourbe des médecins ». Pendant que Th. Eraste et Dessenius, en Allemagne, s'élèvent avec rage contre Paracelse, suivis de Seidel, Soner, Stupanus, Gesner, etc., la Faculté de Paris s'émeut : elle fait d'abord censurer cent des propositions de Paracelse, puis, voyant le mal augmenter, rend l'arrêté suivant :

« Tout le Collège de la Faculté de Médecine ayant été convoqué à l'effet de porter un jugement pour servir de règle relativement à l'antimoine, il a été décidé, d'après l'autorité de ceux qui se sont illustrés en médecine et pour les raisons déjà exposées devant M. le Procureur général, que l'antimoine est une substance délétère et, comme tel, doit être classé parmi les simples de nature vénéneuse ; et que, de plus, il n'existe pas de préparation qui puisse le corriger de manière à en permettre l'usage sans danger. — Décrété aux Ecoles de Médecine, le 3e jour des calendes d'Août de l'an 1566 ». Cet arrêté provoqua de vives protestations de la part des chimistes tels que Joseph Duchesne (Quercetanus), Israël Harvet, D'Orléans, tandis que la vieille médecine galénique par les plantes était défendue par Aubert, Jacques Grévin de Clermont, et Riolan, le fils du célèbre anatomiste. La iatrochimie trouva un soutien très fort dans la Faculté de Montpellier qui se déclara contre celle de Paris. C'est pour attaquer

Montpellier que Riolan écrivit cette chose amusante dans ses " *Curieuses recherches sur les Escholes de France* " : « Vous dites que Paracelse guérissait les malades ; c'est possible, mais c'étaient des Allemands. C'est un très grand abus que de vouloir pratiquer la médecine sur des Français comme sur des Allemands qui sont corps robustes et crapuleux et remplis de pituite, lesquels il faut traiter avec violence pour faire vuider par le haut et par le bas leur crapule et excessive réplétion... ».

Il y a pourtant une concession faite par les galénistes aux spagyristes : c'est l'emploi du mercure dans la syphilis. D'ailleurs, ces derniers tiennent bon, les principaux médecins chimistes de la fin du XVIe sont, en France, Roch le Baillif qui partagea avec Mathieu Morin la charge de médecin spagyriste auprès d'Henri IV, et qui a écrit sur l'Alchimie, la Magie, la Chiromancie ; puis Bernard Pénot qui employa toute sa vie et toute sa fortune à répandre les idées de Paracelse, pour mourir à la fin dans la misère. C'est, en Allemagne, Libavius qui soutint courageusement la guerre contre Eraste et qui, le premier, a bien décrit l'action de l'émétique. Il a beaucoup écrit sur l'Alchimie. Il existe de ses œuvres une édition complète (Opera Medico-Chymica. Francfort, 1606). Enfin, à Bologne, c'est Fioravanti, également médecin et alchimiste, qui prétendit obtenir des cures extraordinaires avec le baume dont il nous a laissé la recette. Citons enfin, en Angleterre, Kelley et Sethon.

Avec le début du XVIIe siècle, nous rencontrons Van Helmont (1577-1644) qui, pour se donner à la médecine qu'il aimait, dut rompre avec sa famille. Initié à la Kabbale par le P. Martin del Rio, il fut converti à la iatrochimie par un charlatan italien qui réussit à le guérir d'une gale tenace qu'il avait prise « en essayant les gants d'une jeune fille. » Il prit le titre de " *Medicus per Ignem* " et, selon Morieri, il aurait fait des cures telles qu'on l'aurait accusé de diablerie. C'est lui qui, dans son laboratoire de Vilvorde, a été converti à l'alchimie par un adepte anonyme. Ceci nous montre qu'il n'a pas puisé directement dans la philosophie hermétique ses théories, et pourtant il continua en grande partie l'œuvre de Paracelse. Pour lui, la matière est passive, formée d'un élément primordial qui est l'eau. A elle s'oppose dans la nature une force active, immatérielle, l'*archée*; c'est l'archée qui façonne la matière pour produire les corps vivants. L'archée est une force vitale très générale, mais individualisée en de nombreuses portions et sous-portions : telles sont les archées d'espèce, d'individu et d'organes. L'archée en chef de l'homme siège dans la région épigastrique et, de là, elle règle le fonctionnement harmonique des archées accessoires préposées à chaque organe en particulier. Nous appellerions aujourd'hui cette archée principale : action nerveuse sympathique. Elle constituait pour Van Helmont quelque chose de comparable au corps astral inférieur, alors que la partie plus subtile du corps astral était désignée par lui sous le nom d' " *Esprit Vital* " auquel il donnait pour centre, avec les alchimistes, le cœur et surtout le cœur gauche. Il avait adopté la notion du fluide universel qu'il appelait, comme Paracelse, " *Magnale* ".

L'archée, véritable régulateur et dispensateur d'esprit vital, avait, comme moyen d'action sur l'organisme, le ferment. Il y avait un ferment pour chaque fonction : le ferment digestif pour la digestion, le ferment animal pour la reproduction, etc.

Etant donnée la toute-puissance de l'archée sur la matière qu'elle pouvait façonner à sa façon, Van Helmont concevait la maladie non comme une simple lésion anatomique, mais " *comme une modification de la vie elle-même dans l'intimité de l'archée* ". Aussi, de même que les médecins véritablement alchimistes et hermétiques, il chercha des médicaments capables d'agir sur l'archée elle-même, c'est-à-dire d'exercer une action dynamique et non matérielle.

Pour isoler le dynamisme du médicament, il chercha un dissolvant et il parle de l' " *Alkaest* " comme capable de réduire les mixtes en leurs principes en concentrant leur puissance végétative ; mais il est aussi muet que Paracelse sur la composition de cet Alkaest. A son défaut, il conseille d'employer l'esprit de sel de tartre ; cet esprit est d'une admirable qualité résolutive « car il peut dissoudre tous les simples, après quoi il se coagule dessus, empruntant leur vertu spécifique qui, dans le corps humain, guérit les maux les plus opiniâtres et toutes les fièvres ». Jean Maveric, dans sa " *Médecine Hermétique des Plantes* '' (Paris, 1912), a bien exposé les modes de préparation de ces drogues, selon Van Helmont et son disciple Starkey.

Après Van Helmont, il nous reste à étudier un type curieux de médecin alchimiste. C'est Jean-Rodolphe Glauber qui vécut en Allemagne, de 1604 à 1668. Il fut avant tout, alchimiste. Nous avons déjà cité son traité sur la *Teinture de l'Or* (Amsterd., 1651 — Paris, 1659), et nous avons vu les propriétés merveilleuses qu'il lui accorde. Dans sa " *Consolation des Navigants* " (traduction Du Teil. Paris, 1659), il parle d'une préparation secrète qu'il a inventée qui est « l'extrait ou l'essence concentrée de tous les végétaux, laquelle doit avoir la vertu non seulement de chasser toutes les humeurs vicieuses du corps, mais encore d'en fortifier les parties internes et le garantir de tout ce qui peut causer la maladie ». Cette idée du médicament " *conservateur* " est purement alchimique. Il parle encore d'une " *eau concentrée* " beaucoup plus désaltérante que l'eau ordinaire et qui n'est, en réalité, qu'une solution d'esprit de sel. Il dit que le chlorure d'or mélangé à l'eau-de-vie « est un excellent remède contre toutes les infirmités.» Il est aussi enragé que Paracelse à préconiser le traitement chimique des substances fixes qui doivent servir de remèdes « Les idiots ne savent pas, dit-il (*Consolation des Navigants*) la grande différence qui existe entre le sel commun et le sel corrigé, n'ayant connaissance du sel qu'en ce qui concerne la cuisine. » Naturellement, il prit violemment partie pour la chimiâtrie. Nous lui devons le sulfate de soude ; il dit de l'acide chlorydrique qu'il tonifie l'estomac affaibli dans beaucoup de maladies (*Furni novi philosophici*. Amsterd., 1651, I, p. 23) et il décrit les bains de vapeur et les bains sulfureux (III, p. 47-48).

Presque à la même époque que Glauber, vivait, en Holstein, Jean Kunckel qui fut également un médecin-alchimiste.

Cependant, en France, les attaques se multipliaient contre la Faculté de Paris que défendait alors son doyen, Guy-Patin. La querelle entre les iatrochimistes et les galénistes avait fini par se localiser autour de l'antimoine. Déjà Guy-Patin avait provoqué un arrêt pour condamner l'auteur d'un pamphlet, le jeune Docteur Chartier, à la dégradation universitaire, ce qui avait provoqué les réponses virulentes d'Eusèbe Renaudot, quand, tout à coup, on apprit que le roi Louis XIV, qui avait à sa Cour un certain nombre de médecins-spagyriques officiellement attachés à son service, venait d'être guéri d'une maladie par l'antimoine. Rien ne fut, paraît-il, plus amusant que l'embarras de Guy-Patin. On admit, à la fin, que c'étaient « les bonnes prières des honnêtes gens qui avaient sauvé le roi », mais, en 1666, exactement cent ans après le célèbre arrêté sur l'antimoine, le vin émétique rentrait en grande pompe dans la thérapeutique officielle de la Faculté de Paris.

Dès lors, la question des médicaments minéraux était définitivement réglée. Alors, les esprits se tournèrent vers d'autres questions et les théories alchimiques de la médecine commencèrent à produire une foule de systèmes médico-philosophiques. Van Helmont avait le dernier, su faire la synthèse de ces deux notions : 1° Une force vitale immatérielle (archées) et 2° Son " *modus agendi* " d'ordre chimique (les ferments). Après lui, un abîme se creuse entre ces deux conceptions et nous voyons évoluer séparément deux courants opposés : l'un spiritua- liste, vitaliste, qui rattache tous les phénomènes physiolo- giques à la force vitale ; l'autre, matérialiste, qui veut expliquer toute la vie par des réactions chimiques. Le pre- mier a pour foyer la Faculté de Montpellier qui a toujours fait intervenir en médecine beaucoup de considérations philosophiques. Le second a pour centre Paris, essentielle- ment positiviste et préoccupé uniquement de l'étude des faits.

Ce fut en Allemagne que commença le conflit. D'une part, Sylvius (1614-1679) développa la théorie des fer- ments de Van Helmont, mais en niant les archées. Pour lui, tous les phénomènes de la vie se réduisent à des fer- mentations, des distillations, des effervescences, et ces réactions ne se passent qu'entre les éléments liquides de l'organisme, les parties solides de ce dernier étant abso- lument inertes. Pour lui, le foie ne secrète pas la bile, ni les mamelles le lait, mais ces liquides préexistent, tous formés dans le sang. Toute la pathologie se ramène alors à l'âcreté des humeurs et la thérapeutique consiste à neutraliser cette âcreté. Avec Sylvius, c'est Boerhaave, de Leyde (1668- 1738) qui veut expliquer la vie par des phénomènes d'ordre physique et mécanique (relâchement ou hypertension des fibres ou du mouvement circulatoire). Il chercha à concilier les théories mécaniques du strictum et du laxum de Thémison avec la théorie humorale d'Hippocrate.

Mais, tandis qu'ils poussent à fond leurs conceptions matérialistes, Stahl (1660-1734), en Saxe, exagère les théories vitalistes ; il réduit toutes les archées à un pur esprit, absolument dégagé de tout lien matériel (ce qui le différencie du corps astral des alchimistes) et il l'appelle " *âme* ". La matière est absolument passive vis-à-vis de cette âme, qui est la cause de tous les phénomènes physiologiques (Influence des émotions sur les sécrétions, invoquée comme démonstration). C'est ce qui explique que les hommes, chez lesquels elle est plus développée que chez les animaux, soient, plus que ces derniers, sujets aux maladies. L'âme est l'agent de la guérison comme de la maladie. Aussi Stahl conseille-t-il d'imiter et de seconder la nature. Les fièvres graves (typhoïde par exemple) donnant quelquefois lieu à des hémorragies, il conseille la saignée pour les soigner. Il veut respecter l'hyperthermie et rejette le quinquina, qui est " *astringent et constipant* " et l'opium qui empêche la réaction de l'organisme malade.

Hoffmann (1660-1742) essaye de concilier les deux écoles en admettant d'une part que l'homme tire toutes ses forces de l'Ether Universel dont il individualise une partie (corps astral des alchimistes), et en expliquant, d'autre part, le mécanisme des maladies par la contraction ou le relâchement des fibres.

En France, Bichat (1721-1802) continua cet essai de conciliation en distinguant la vie animale qui est l'expression d'une force vitale particulière, et la vie organique qui siège dans les tissus et qui n'est qu'une expression de l'activité générale de la matière. Il définissait l'activité vitale par les propriétés de sensibilité et de contractilité, et l'activité organique par la gravité, l'affinité et l'élasticité.

Mais l'électisme de Bichat ne devait pas trouver de disciples. Au moment où il émettait ses théories, Lavoisier en découvrant la composition de l'air, le caractère chimique des phénomènes de respiration et de calorification, et Fourcroy en se faisant le propagateur de ses théories, tendirent à la négation des explications vitalistes et produisirent un retour vers le matérialisme dont Broussais (1772-1838) fut, à la Faculté de Paris, la véritable incarnation.

Mais, pendant ce temps, Montpellier conservait ses systèmes vitalistes avec Sauvage (1706-1767), Bordeu (1722-1776) et surtout Barthez (1738-1806). Tous ces systèmes reviennent à considérer la vie non comme un effet du jeu des organes, mais comme la cause de ceux-ci. La vie est, en somme, une force immatérielle, le " *principe vital* ".

Peu après, nous voyons arriver en Allemagne, Hahnemann (1755-1843) qui modifie la conception de Barthez en revenant aux vieilles théories hermétiques : il distingue l'esprit de l'âme et considère l'homme comme triple. A son corps appartiennent les phénomènes matériels, quant aux phénomènes physiologiques d'une part, et les faits de conscience d'autre part, ils appartiennent à deux principes respectifs qu'il appelle : âme et esprit, mais qui ressemblent beaucoup au corps astral et à l'âme des alchimistes (Cf. *Organon*). Pour lui, la maladie obéit à une cause extérieure mais elle est un trouble dynamique, une perturbation dans l'harmonie des vibrations et de la polarisation. Dans cet état de trouble, la force vitale qui est aveugle, instinctive, ne tend pas toujours spontanément à la guérison : il faut l'orienter convenablement, l'amener à donner les réactions nécessaires ; si la réaction qui se produirait spontanément pour aboutir à la guérison doit être, par exemple, le vomissement, il faut indiquer à la force vitale cette réaction utile par l'administration d'un vomitif. Naturellement, la dose n'a pas besoin d'être forte, puisqu'il ne s'agit que d'une indication.

Comme les alchimistes, Hahnemann veut agir sur la force vitale par une force vitale. Il considère le médicament non comme une substance chimique mais comme un dynamisme, et de même que Paracelse fabriquait des quintessences pour avoir une force médicamenteuse plus subtile et plus pénétrante, Hahnemann cherche dans la division extrême de son médicament, une affinité plus complète : il admet que, par une dilution extrême, les caractères chimiques de la substance disparaissent pour ne plus laisser qu'un certain dynamisme, plus efficace pour agir sur le dynamisme vital.

Ainsi s'expliquent les deux principes de sa médecine

homœopathique : le principe " similia similibus " et le principe des doses infinitésimales.

Et nous voyons ainsi que l'homœopathie a été le dernier produit des théories alchimiques en médecine.

En résumé, nous devons aux médecins alchimistes non seulement toute notre thérapeutique minérale, mais l'emploi des extraits et la notion des médicaments spécifiques. On trouve chez eux les indications de l'Opothérapie, de la Sérothérapie, de la Métallothérapie, de la Psychothérapie et de l'Homœopathie.

CONCLUSIONS

THÉORIES.

1º L'Alchimie est une application de la philosophie hermétique ; elle constitue une véritable *Physiologie générale*.

2º Son *dogme* fondamental consiste à considérer trois
principes constituants pour toute chose. Cette conception
ternaire s'exprime par différentes figures symboliques et
par le système numérique des Pythagoriciens.

3º Les trois principes de la matière sont : le soufre, le
mercure et le sel ; la matière s'exprime par quatre *éléments de manifestation* : terre, eau, air, feu.

4º Les êtres vivants possèdent de même trois principes :
le corps matériel, l'âme, et un intermédiaire fluidique :
le *corps astral*.

5º La divinité s'exprime enfin par une trilogie qu'on
retrouve dans presque toutes les religions. Elle revêt dix
modes de manifestation pour les Hermétistes.

6º Les Hermétistes ramènent la Matière et la Force à
un principe unique, un agent universel : l'*éther*.

7º Il y a analogie et correspondance entre les différents plans de la création (élémentaire, astral, divin), d'où la notion d'une relation entre l'homme (*microcosme*) et l'univers (*macrocosme*) qui constitue le fondement de l'Astrologie.

8º Ces théories comportent des applications pratiques dont le but consiste essentiellement en un transport, une *transmutation* de la vie (minérale, végétale, animale ou spirituelle.)

9º La *Transmutation métallique* repose sur une conception de la matière à laquelle la physique contemporaine semble revenir. Elle découle, pour les alchimistes, d'une croyance à la vie de la matière et se fait au moyen de la *pierre philosophale*. Parmi les allégories du Grand Œuvre, il faut citer la Table d'Emeraude et les bas-reliefs de Notre-Dame de Paris.

10º La *Médecine Universelle* consiste à utiliser la pierre philosophale comme un *ferment vital* capable de guérir les maladies et de prolonger la vie.

11º La *Palingénésie* se propose de créer artificiellement des végétaux vivants. Les travaux contemporains de Stéphane Leduc poursuivent le même but.

12º Enfin, les Alchimistes ont cru à la possibilité de créer artificiellement un être humain : l'*Homunculus*.

HISTORIQUE.

13º La *Science Sacrée* qui précéda l'Alchimie, s'élabora dans les temples des vieilles religions. Son origine est légendaire. On en trouve des traces en Extrême-Orient mais c'est surtout en Egypte qu'elle semble être née ; on l'attribue d'ailleurs au roi Thôt (Hermès).

14° La plupart des philosophes grecs s'initièrent aux théories hermétiques dans les temples égyptiens. C'est en se basant sur leurs idées qu'Hippocrate établit la notion des quatre tempéraments. L'Ecole d'Alexandrie joua un rôle dans la transmission à la médecine grecque des procédés thérapeutiques égyptiens.

15° Avec Galien, la médecine hippocratique arrive à Rome sans grandes modifications : elle est continuée par Celse.

16° Les Arabes héritent également de la science médico-alchimique des Egyptiens et des Grecs que ne modifie pas l'influence indienne. Ils la transmettent à l'Occident.

17° Les monastères, les croisades, les écoles de Byzance et les Sociétés secrètes Kabbalistes propagent de même les théories hermétiques : Bacon, Arnauld de Villeneuve, P. d'Abano, Basile Valentin, Agrippa et surtout Paracelse sont des médecins alchimistes. — Les Rose-Croix conservent une partie de la médecine hermétique.

LA MÉDECINE HERMÉTIQUE.

18° La Médecine hermétique s'adresse aux trois principes de l'homme.

19° Sur le *Corps physique*, elle agit par une thérapeutique inspirée soit des trois principes, soit des quatre éléments (Médecine hippocratique).

20° *Sur le Corps Astral*, elle agit, selon la cause pathogène, par la *cure de sympathie*, les pratiques magiques, ou par une thérapeutique inspirée des influences planétaires, thérapeutique qui s'enchaîne logiquement avec la théorie des *signatures*, le principe *Similia similibus*, puis qui jette les bases de l'Opothérapie, de la Sérothérapie, de la Métallothérapie, et amène l'idée des remèdes spécifiques. C'est pour agir sur le corps astral qu'on a recherché les *Quintessences*. Ces remèdes peuvent avoir une action *conservatrice* mais on trouve surtout cette action dans les *Arcanes* parmi lesquels figure l'Or potable.

21° Sur les affections de l'*esprit*, la médecine hermétique agit par la psychothérapie ou par des moyens mystiques.

RÉSULTATS DE LA MÉDECINE ALCHIMIQUE.

22° Après Paracelse, Van Helmont et Glauber continuent les mêmes théories mais un double courant se produit parmi les Paracelsiens : les uns s'attachent plus spécialement à défendre les remèdes minéraux : ce sont les iatrochimistes qui aboutissent à une conception toute matérialiste avec Sylvius et la Faculté de Paris ; les autres ne retiennent que la notion de corps astral et produisent le courant vitaliste avec Stahl et l'école de Montpellier. Malgré des essais de conciliation (Bichat), les deux écoles restent opposées ; l'une produit Broussais, l'autre Hahnemann.

23º En résumé, les alchimistes nous ont transmis, en tant que chimistes, toute la thérapeutique minérale.

24º En tant qu'hermétistes, ils nous ont indiqué l'emploi des extraits, la notion des spécifiques, l'Opothérapie, la Sérothérapie, la Métallothérapie, la Psychothérapie et enfin l'Homœopathie.

Vu : *le Doyen*,
LANDOUZY.   Vu : *le Président de la thèse*,
ROGER.

Vu et permis d'imprimer :
le Vice-Recteur de l'Académie de Paris,
L. LIARD.

BIBLIOGRAPHIE [1]

Abano (P. d'). — Traité sur les venins et leurs remèdes, traduit en français par L. Boët. Lyon, 1593, in-8.

Agrippa (H.-C.). — La Philosophie Occulte ou la Magie. 2 v. Paris, Chacornac, 1910, in-8,

Arnauld de Villeneuve. — Œuvres complètes. Lyon, 1586, in-fol.

Bacon. (R.). — Œuvres alchimiques. Lyon, 1557, in-8. *Contenant* : Le Miroir d'Alchimie. — De l'admirable puissance de l'Art et de Nature. — Des choses merveilleuses en nature. — L'Art transmutatoire attribué au pape Jean XXII. — Le petit commentaire de l'Hortulain philosophe.

Barker. — Essai sur la conformité de la médecine des anciens et des modernes. Amsterdam, 1849.

(1) Nous n'indiquons ici que les volumes que nous avons consultés.

Basile Valentin. — Le Char triomphant de l'antimoine. Paris, 1624, in-8.

— Les Douze Clefs de Philosophie, suivies d'un traité sur l'azoth. Paris, 1659, in-8.

— Les Douze Clefs (Edition de l'Hyperchimie). Paris, 1899.

Berthelot (M.). — Les Origines de l'Alchimie. Paris, 1885, in-8.

— La Chimie des Egyptiens d'après les papyrus de Leyde. (In Ann. de Chim. et de Phys., 6e Sér., 1886).

— Histoire des Sciences. Paris, 1893, in-4.

— et **Ruelle.** — Collection des anciens alchimistes grecs. 3 v. Paris, 1888, in-fol.

Bosc (E.). — De l'Aimantation Universelle. Paris, 1910, in-16.

— Etude sur Paracelse (*In* Initiation, Paris, *Août* 1894 *et Févr.* 1902).

Broussais (F.-J.-V.). — Examen des Doctrines Médicales. 3 v. Paris, 1829.

Burq. — Traité de Métallothérapie. Paris, 1871, in-8.

Calid. — Le livre des Secrets alchimiques. Lyon, 1557. (*Réuni aux Œuvres de R. Bacon.* Lyon, 1557), in-8.

Castaigne (Gabriel de). — Œuvres, tant médicinales que chimiques. Paris, 1661, in-8.

Chevreul (M.-E.). — Considérations sur l'histoire de la partie de la Médecine qui concerne la prescription des remèdes. Paris, 1865, in-8.

Combes (L.). — Le plan Astral (*in* Le Voile d'Isis. *Août-Sept.-Oct.-Nov.* 1906).

Crollius. — La Royalle Chimie, traduite en français par Marcel Boulène. Paris, 1633, in-8.

Dante. — La Divine Comédie.

Decrespe (M.). — La Matière des Œuvres Magiques. Paris, 1903, in-18.

Democritus Abderita. — De Arte Magna. Patavii, 1572, in-8.
Contient : 1º Pelagii Philosophi de Eadem Magna Arte. — 2º Stephanii Alexandrini Ars auri conficiendi.

Dubois de Saucigny et Xavier Raymond. — L'Inde. Paris, 1845.

Dumas (M.). — Leçons sur la Philosophie chimique. Paris, 1837.

Dupouy (Ed.). — Le Moyen Age médical.
— Sciences Occultes et Physiologie psychique. Paris, 1898.

Durey. — Etude sur l'œuvre de Paracelse et quelques autres médecins alchimistes. *Th. Méd.* Paris, 1899, in-8.

Duz (M.). — Traité pratique de Médecine Astrale. Paris, in-16.

Jean Fabre. — Abrégé des Secrets magiques. Paris, 1636.

Figuier (L.). — L'Alchimie et les Alchimistes. Paris, 1860.
— Vie des savants illustres du Moyen Age. Paris, 1867.
— De l'importance et du rôle de la chimie dans les Sciences médicales. *Th. d'Agrég.* Paris, 1853.

Flamel (N.). — Le grand éclaircissement de la pierre philosophale pour la transmutation de tous les métaux. Publié par Pierre Béraud. Paris, 1628, in-8.

Fludd (R). — Utriusque Cosmi... Metaphysica. Oppenheim, 1617.

Folet. — Etude sur C. Agrippa. Paris, 1896.

Franck (A.). — L'œuvre de Paracelse (*in* Le Voile d'Isis. Paris, *Avril* 1912).

Franklin : Les Médicaments. Paris, 1891, in-8.

Fiessinger (Ch.). — La Thérapeutique des vieux maîtres. Paris, 1897.

Fioravanti. — Il tesoro della vita humana. Venetia, 1570.

F. J. C. — La Médecine Spagyrique (*in* Les Nouveaux Horizons. Paris, *Mars* 1910).

Gebri. — Arabis Alchemiae Libri. Berne, 1545, in-4.

Glauber (J.-R.). — La Teinture de l'or ou le véritable Or potable; sa préparation spagyrique et son usage. Mise en français par le D^r Du Teil. Paris, 1659, in-8.

— La Consolation des Navigans, traduite par le sieur du Teil. Paris, 1659, in-8.

— Opus Minerale. Amsterodami, 1651.

— Furni Novi Philosophici. Amstelodami, 1651, in-8.

Gœthe. — Le Second Faust, traduct. Jacq. Porchat. Paris, 1860.

Le grand livre de la Nature ou l'apocalypse philosophique. (Ouvrage anonyme et sans date).

St. de Guaita. — La Clef de la Magie Noire, in-8, 1896.

Guardia. — Histoire de la Médecine, d'Hippocrate à Broussais. Paris, 1884.

Haatan (Ab.). — Controverses alchimiques (*in* Le Voile d'Isis. Paris, *Avril* 1906).

Hahnemann. — Etudes de Médecine homœopathique. Paris, 1855, in-8.

Hœfer. — Histoire de la Chimie. 2e édition. Paris, 1866-69, 2 vol. in-8.

Isaac le Hollandais. — Opera Mineralia. Paris, 1647.

Jankowski (J.).—Nowosci okultyzmu. Warszawa, 1911, in-8.

Jobert (Cl.). — Essai sur Paracelse et sa réforme médicale au XVIe siècle. *Thèse Doct. Méd.* Paris, 1866.

Jollivet-Castelot. — Comment on devient alchimiste. Paris, 1897.

Kircheri (An). — Œdipus Ægyptiacus. Roma, 1652.
— Mundus Subterraneus. Amsterdam, 1645.

Kusewetter (K). — La Palingénésie (*in* l'Initiation. Paris, *Avril* 1896).

Labrosse (G. de). — De la nature, vertu et utilité des plantes. Paris, 1628, in-8.

Lalande (Em.) (Dr Marc Haven). — Arnauld de Villeneuve, *thèse Méd*. Paris, 1896, in-4.

Larenaudière. — Le Mexique. Paris, 1843, in-4.

Lebon (G.). — L'Evolution de la Matière, 1909, in-12.

Le Brun de Virloy. — Notice sur l'accroissement de la matière métallique. Paris, 1889, in-16.

Leclerc (Dr L.). — Histoire de la médecine arabe. 2 v. Paris, 1876, in-8.

Leduc (St.). — Théorie Physico-Chimique de la vie et Générations spontanées. Paris, 1910.

Lenglet du Fresnoy. — Histoire de la Philosophie Hermétique. 3 v. Paris, 1742, in-8.

Lesage (H.). — Un médecin philosophe au XVIe siècle (*in* Poitiers-Universitaire, *Mars-Avril* 1909).

Lévi (El.). — La Clef des Grands Mystères. Paris, 1861 in-8.
— Le Grand Arcane. Paris, 1898, in-8.
— Histoire de la Magie. Paris, 1860, in-8.

Lulli. — Opera. Argentorati, 1651, in-8.

Malgaigne. — Essai sur l'Histoire de la Médecine en Egypte (*in* Revue Médico-Chirurgicale de Paris, 1849, p. 185).

Manget. — Bibliotheca Chimica. 2 v. Genève, 1709, in-fol.

Mead. — Thrice Greatest Hermès. London, 1906. 3 v. in-8.

Maveric (J.). — La Médecine Hermétique des plantes. Paris, 1912, in-8.

Mehun (J. de). — Le Miroir de Maistre Iean de Mehun (*annexé aux Œuvres alchimiques de R. Bacon. Lyon, 1557*).
— Le Roman de la Rose (traduction de P. Marteau. Paris, 1878).

Ménard (L.). — Hermès Trismégiste. Paris, 1866. in-8.

Ménard (R.). — La Mythologie dans l'Art. Paris, 1898, in-8.

Nouridjan (D^r). — Quelques mots sur l'histoire de la Médecine
    chez les Arabes (*in* Rev. Scfiq. de Méd. et de Pharm.
    de l'Emp. Ottoman, 1876. N° 3 et suiv.).

Papus. — Traité élémentaire de Magie pratique. Paris, 1883, in-8.
  — La Pierre philosophale. Paris, 1889, in-8.
  — Traité élémentaire de Science Occulte. Paris, 1898, in-8.
  — L'Alchimie (*in* Initiation, Paris, Mai 1912).

Paracelse. — Opéra. Strasbourg, 1616, 2 v. in-fol.
  — Œuvres complètes traduites pour la première fois en
    français et collationnées sur les éditions allemandes,
    par **Grillot de Givry**, 32 vol. in-8 carré. Paris, Bi-
    bliothèque Chacornac, 1912 (*sous presse*).
  — Les XIV livres des Paragraphes traduits par C. de Sar-
    cilly. Paris, 1631, in-4.
  — La Petite Chirurgie, autrement dite la Berthéonée, tra-
    duite par Daniel du Viviers. Paris, 1622, in-8.
  — La Grande Chirurgie, traduite par Claude Dariot. Lyon,
    1593, in-4 (Bibl. Nat. T. D. 73, 58).

Pernetty. — Les Fables Egyptiennes et Grecques dévoilées.
    Paris, 1786, 2 vol. in-8.

Petrus Bonus Lombardus. — Margarita pretiosa novella exhi-
    beus introductionem in artem chemiae integram.
    Argentorati, 1608.

Philalethe (Ir.). — Introïtus apertus... (*in* Hist. de la Phil. Herm.
    Langlet-Dufresnoy. Paris, 1742), in-8.

Pinel de Golleville. — Considérations générales sur l'histoire
    de la Médecine. Paris, 1842.

Planiscampy (D. de). — Traicté de la vraye, unique, grande
    et universelle médecine des anciens, dite des recens
    ou Or potable. Paris, 1633, in-8.

Poisson. — Cinq traités d'Alchimie. Paris, 1890, in-8.

Pompée Colonne. — Abrégé de la doctrine de Paracelse et de
    ses Archidoxes. Paris, 1724, in-12.

Ponzio. — Médecine Electro-Homœopathique. Paris, 1889, in-8.

Porta. — Magiæ Naturalis, sive de miraculis rerum naturalium. Naples, 1558, in-fol.

Proksch. — Paracelsus, als medizinischer Schrifsteller, Wien und. Leipzig, 1911, in-8.

Quercetanus (Du Chesne J.). — Opera Medica. Francofurti. 1602, in-8.
- Le grand miroir du monde. Lyon, 1593.
- Traité de la cure générale et particulière des arquebusades, avec l'antidotaire spagyrique. Paris, 1576, in-8 (Bibl. Nat. T. E. 56.8).
- Recueil des plus curieux et rares secrets touchant la Médecine Métallique. Paris, 1651, in-8 (Bibl. Nat. T. E. 131.99).

Ramsay (W.). — Eléments et Energie (*in* Revue Scientifique. Paris, 22 *Janvier* 1912).

Regnault. — La Sorcellerie et ses rapports avec les Sciences biologiques. *Th*. Bordeaux, 1896.

Richaud. — Précis de Thérapeutique et de Pharmacologie. Paris, 1908.

Riolan. — Censura Demonstrationum. Paris, 1606, in-8.

Rollet (M.). — Les Médecins Astrologues. *Th. Méd.* Paris, 1910.

Rozenkreutz (Chr.). — Noces chymiques. Regesburg, 1781.

Rupescissa (J. de) (Roquetaillade). — La vertu et la propriété de la Quintessence de toutes choses. Traduite du latin par Antoine du Moulin-Masconnais. Lyon, 1549, in-16.

Schwaéblé (R.). — L'Alchimie simplifiée.

Sédir (P.). — Histoire des Rose-Croix. Paris, 1910, in-18.
- La Médecine Occulte. Paris, 1910, in-18.

Wickersheimer (Dr C.-A.-Er.). — La Médecine et les Médecins en France à l'époque de la Renaissance (*Th. Méd.* Paris, 1905).

Grande Imprimerie du Centre, HERBIN. — Montluçon

www.ingramcontent.com/pod-product-compliance
Ingram Content Group UK Ltd.
Pitfield, Milton Keynes, MK11 3LW, UK
UKHW021530090726
13657UKWH00001B/500